MÉMOIRE

SUR

LES EAUX MINÉRALES

DE NAPLES,

ET SUR LES BAINS DE VAPEURS,

avec des Dissertations pathologiqnes et pratiqnes sur le traitement de diverses maladies par léur moyen et par les Eaux minérales en général;

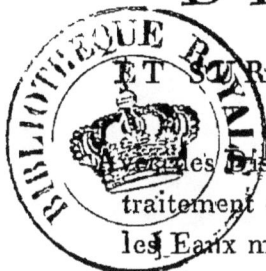

Par ATTUMONELLI, de la Société de Médecine de Paris.

Ces Eaux sont préparées dans l'Etablissement des citoyens PAUL, TRIAYRE *et compagnie.*

Le rapport qne l'on en a fait, a eu l'aprobation de l'École de Médecine et du Ministre de l'Intérienr.

On a ajouté à la fin de l'Ouvrage les Rapports faits à l'Institut national des Sciences et Arts et à la Société de Médecine.

A PARIS,

De l'Imprimerie de la SOCIÉTÉ DE MÉDECINE, rue d'Argenteuil, n°. 211.

An XII. — 1804.

MÉMOIRE

SUR LES EAUX MINÉRALES

DE NAPLES,

ET SUR LES BAINS DE VAPEURS;

INTRODUCTION.

L'UTILITÉ des eaux minérales pour la guérison de plusieurs maladies a été reconnue dans les tems les plus reculés. Les anciens médecins en prescrivoient l'usage dans plusieurs maladies chroniques; ils les employoient en boisson pour augmenter le mouvement des fluides, et pour atténuer les humeurs épaisses; l'usage des bains étoit encore assez fréquent dans les ulcères, les tumeurs œdémateuses et la foiblesse des membres. Dans le dixième siècle, où la médecine fut particulièrement cultivée par les Arabes, les remèdes furent encore très-suivis; et depuis cette époque on n'a pas cessé de les employer.

Cependant de tous les pays où l'on trouve des eaux médicinales et où l'on a le mieux éprouvé leurs effets avantageux, le plus favorisé, sans contredit, est la ville de Naples et ses environs. Il s'y trouve une telle variété de sources minérales, que la nature semble avoir voulu dédom-

A

mager les habitans de ce sol, quelquefois redou-
table, par des bienfaits exclusifs. Cette ville a
l'avantage d'une situation délicieuse ; les riches
campagnes couronnées par de rians côteaux qui
l'environnent au nord, la mer qui la baigne au
midi, les îles dont cette mer est parsemée, forment le coup d'œil le plus magnifique.

Mais au milieu de tant d'objets enchanteurs,
le naturaliste observe encore un vaste théâtre
d'incendies, des roches noircies, des pierres
calcinées, des laves antiques, qui furent autrefois autant de torrens dévastateurs ; enfin un
immense amas de matières qui réveillent à chaque instant l'idée de l'embrâsement. Les anciens
avoient nommé cette contrée Champs Phlégréens ou campagnes brûlées, à cause des montagnes qui jetoient souvent des matières enflammées. Il paroît que les feux, les vents, les eaux,
qui se sont anciennement disputé l'empire de
cette contrée, ont produit le bouleversement
du terrein, et ont élevé des masses de montagnes ou des volcans, ainsi que je le dirai dans
la suite. C'est pour cela qu'on y trouve un si
grand nombre d'eaux minérales, de bains de
vapeurs et de sables chauds.

Les eaux minérales de Naples ont eu anciennement la plus grande renommée. Les écrits
de Strabon, de Pline et de Galien, montrent
l'usage constant qu'en faisoient les Romains.
L'âge et les infirmités conduisirent beaucoup
de personnes à Baies pour y prendre des bains
chauds. L'expérience fit ensuite connoître leur
utilité ; c'est pourquoi ces eaux furent constamment fréquentées. On y bâtit des maisons de
campagne en grand nombre ; de sorte que Baies,

Pozzuoli et Misène ne firent plus, au tems des Romains, qu'une seule ville et comme une petite Rome. Les bains furent transformés en lieux de délices, de magnificence et de luxe, qui furent habités par les premiers personnages de la république.

Dans des tems moins reculés, lorsque l'école de médecine de Salerne jouissoit en Europe d'une grande réputation, on faisoit encore beaucoup d'usage des eaux minérales de Pozzuoli et de Baies. Leur renommée s'est conservée au travers de tous les systêmes, comme le bienfait le moins équivoque de la nature. Les profondes études faites dans la théorie et dans la pratique de la médecine et les nombreux médicamens que l'Amérique a fournis, n'ont pas diminué leur usage.

La chimie moderne, par ses découvertes non moins surprenantes que nombreuses, n'a fait que prouver davantage l'efficacité des eaux minérales. En connoissant leur nature et les principes minéralisateurs dont elles sont composées, on a compris comment elles agissent et dans quelles maladies elles peuvent être employées.

Mais on ne doit pas croire que, pour jouir de leurs effets salutaires, il soit nécessaire de demeurer près de leur source, ou qu'on doive les transporter à des distances éloignées. Il est possible de les préparer artificiellement de manière à jouir de tous leurs effets.

Cependant on a jeté beaucoup de doute sur les eaux minérales factices; il est encore des médecins qui soutiennent que celles-ci ne peuvent avoir les mêmes qualités que les eaux minérales naturelles, parce que l'art ne sauroit pas

A 2

venir à imiter la nature, et qu'il existe dans la production des eaux minérales une certaine fermentation cachée, qu'on ne peut obtenir par les opérations du laboratoire.

Mais les médecins les plus éclairés sont maintenant convaincus que les eaux minérales artificielles ne le cédent en rien aux eaux minérales naturelles. Le chimiste ne fait que mettre en jeu les puissances mêmes de la nature, qui, dans tous les cas, suivent les mêmes affinités et les mêmes lois. En effet, pour préparer une eau minérale, il ne faut qu'employer les mêmes substances dont la nature se sert pour produire les gaz ; et c'est par le moyen de ces fluides élastiques qu'on fait la dissolution des principes fixes ; les gaz des eaux minérales naturelles et des factices se ressemblent parfaitement, et les principes fixes sont tout-à-fait les mêmes.

Les eaux minérales naturelles ne sont généralement que des eaux de pluies ou des vapeurs de l'air qui pénètrent dans les montagnes, s'y filtrent et dissolvent les minéraux qu'elles rencontrent.

Mais il faut ajouter que, lorsque l'on connoît les principes des eaux minérales naturelles, et qu'on les fait dissoudre dans l'eau par le moyen des gaz, dans des proportions convenables, on doit avoir des eaux qui n'auront pas seulement de la ressemblance avec les eaux naturelles, mais une véritable identité dans les principes, et qui l'emporteront même sur elles, par l'avantage de n'avoir aucun mélange étranger ; mélange qui occasionne quelquefois des altérations dans les viscères du bas-ventre aux personnes qui en boivent.

Les eaux minérales naturelles changent selon les saisons ; le froid les rend peu gazeuses , tandis que dans la chaleur elles sont très - chargées de fluides élastiques , qui dissolvent davantage de principes fixes ; c'est pour cela que. les chimistes qui ont fait les analyses des eaux minérales , n'ont pas toujours trouvé les mêmes proportions des principes qui les composent. Mais le médecin peut répondre d'une eau minérale factice , parce qu'il connoît les propriétés et la quantité des principes fixes qu'elle tient en dissolution.

On peut encore préparer des eaux minérales plus chargées de gaz et de principes fixes , qu'on n'en trouve dans les eaux minérales naturelles ; ce qui doit rendre les premières plus actives , et par conséquent plus utiles dans des maladies où il existe des vices organiques.

Outre cela , le médecin ne doit considérer une eau minérale que comme un remède composé de différens principes , dont on peut varier le nombre et les proportions selon la nature et les symptômes des maladies , et selon l'âge et le tempérament des malades.'Ainsi on peut préparer des eaux minérales, en réunissant des principes épars dans plusieurs eaux minérales naturelles.

Il me paroît superflu de m'étendre davantage sur cette discussion. Les chimistes les plus célèbres de Paris conviennent que les eaux minérales factices doivent être préférées aux eaux minérales naturelles ; car les premières sont dégagées de toute substance hétérogène ; elles, contiennent des gaz qu'on fait purifier en les faisant traverser par l'eau avant de parvenir au récipient, où ils sont pompés; et on peut charger l'eau d'un gaz abondant et supérieur à celui qui se trouve dans les eaux minérales de source.

Les eaux minérales naturelles, apportées de loin et déposées long-tems aux bureaux, perdent sensiblement de leurs propriétés, à cause qu'il se dégage beaucoup de gaz, d'où résulte la précipitation des principes fixes qu'ils tenoient en dissolution.

La chimie pneumatique peut donc rendre des services très-importans à l'humanité en préparant des eaux minérales factices, qui seront des médicamens précieux dans plusieurs maladies. C'est par ces moyens que j'ai fait préparer à Paris, dans le laboratoire des citoyens Paul, Triayre et compagnie, les principales eaux minérales du cratère de Naples.

Les chimistes ont distingué plusieurs espèces d'eaux minérales; mais les médecins n'ont besoin que de quatre de ces espèces; savoir, les eaux sulfureuses, les alumineuses, les ferrugineuses et les eaux alkalines.

Les eaux minérales agissent intérieurement sur tout le système; mais elles exercent encore particulièrement leur action sur certaines parties du corps; elles relèvent la force des solides, et peuvent encore dissoudre les humeurs arrêtées dans quelque organe.

Parmi le grand nombre d'eaux médicinales qui abondent à Castel-à-Mare, à Naples, à Pozzuoli, à Ischia, j'ai choisi celles qui sont les plus efficaces; les autres ont des caractères analogues à celles-ci; mais elles sont moins actives. C'est pourquoi plusieurs des eaux minérales de Pozzuoli et d'Ischia, qui dans les anciens tems étoient en grande faveur, sont abandonnées aujourd'hui comme superflues.

Outre les eaux minérales, le cratère de Naples fournit d'autres remèdes très-utiles dans la médecine. Pour expliquer tous ces objets, j'ai divisé ce Mémoire en sept articles ; et je parlerai 1°. de l'eau sulfureuse ; 2°. de l'eau de Pisciacirelli, qu'on peut nommer alumineuse ; 3°. de l'eau ferrugineuse ; 4°. de l'eau de Gurgitelli ou alkaline ; 5°. des bains d'eaux minérales ; 6°. des bains de vapeurs ; 7°. des gaz des volcans.

ARTICLE PREMIER.

De l'Eau sulfureuse.

On fait à Naples beaucoup d'usage de l'eau sulfureuse. On voit dans cette ville, dès le commencement du printems, beaucoup de monde se rendre à la rue Sainte-Lucie pour en boire ; la foule y est immense pendant l'été ; on en débite aussi dans les rues. Cette eau, en remplaçant dans le corps affoibli l'humidité évacuée par les fortes transpirations, devient une boisson rafraîchissante, et lui fait éprouver une restauration soudaine.

Le docteur Cirillo, célèbre médecin, a soutenu que les fièvres et les maladies bilieuses, les diarrhées et les dyssenteries n'attaquent pas fréquemment le bas peuple de Naples, parce qu'il boit très-souvent de l'eau sulfureuse. Les mauvais alimens dont il se nourrit, la malpropreté des habillemens, la réunion de plusieurs personnes qui dorment dans la même chambre, où elles ne respirent que de l'air méphytique, et la chaleur du climat suffiroient pour causer des maladies aigues d'atonie, si l'eau sulfureuse ne les prévenoit, en fournissant un remède antiseptique qui soutient le système en vigueur.

L'eau sulfureuse que j'ai fait préparer dans le laboratoire du citoyen Paul et compagnie, est chargée de gaz hydrogène sulfuré et de gaz acide carbonique, en y ajoutant quelques grains de carbonate de soude et de magnésie. Ce n'est pas seulement une eau hydro-sulfurée, mais une eau minérale à double gaz. J'ai fait préparer le gaz acide carbonique par l'action d'un autre acide plus fort, tel que l'acide sulfurique.

On pourroit encore obtenir le gaz acide carbonique par l'action du feu, qui fait dégager un gaz moins fort que celui produit par l'effervescence; car ce dernier gaz retient constamment une petite portion de l'acide que l'on a employé pour lui faire prendre la forme gazeuse; mais, comme on ne desire qu'une eau sulfureuse très-active, pour aider l'expulsion des humeurs morbifiques, j'ai préféré la méthode de l'effervescence.

Le cit. Paul a établi dans son laboratoire deux appareils, l'un pour les gaz dégagés par l'effervescence, l'autre pour ceux que l'on prépare par le feu. Le premier est un vase muni de tubes et de robinets; les gaz sont recueillis et traversent la première eau, d'où ils sont dirigés dans une pompe, et ensuite dans des tonneaux solides, où s'opère une dissolution dans l'eau à l'aide de l'agitation et de la pression. Le second appareil, fait pour la préparation des gaz par le feu, est composé d'un cylindre métallique qui traverse un fourneau ; les gaz sont recueillis dans des récipiens, pour être aspirés par la même pompe et dirigés dans les mêmes tonneaux. Une commission de l'Institut national des sciences et des arts, composée des citoyens Portal, Pelletan, Fourcroy, Chaptal et Vauquelin, a été frappée de la simplicité des appareils, et de l'ordre qui règne dans les dispositions respectives pour obtenir les gaz, et sur-tout le gaz acide carbonique.

Pour préparer l'eau sulfureuse, après avoir fait dissoudre le carbonate de soude et la magnésie à la dose convenable, on charge l'eau de gaz hidrogène sulfuré et du double de gaz hidrogène. On est obligé de mêler le gaz hidrogène sulfuré avec le double, au moins, de gaz hidrogène pur, extrait par la voie sèche, parce que ce dernier gaz diminue la force du premier, qui attaqueroit l'appareil et pourroit se décomposer lui-même. Les deux gaz arrivent dans le tonneau ; l'agitation fait dissoudre dans l'eau le gaz hidrogène sulfuré, qui est très-soluble dans ce fluide, tandis qu'on donne l'issue au gaz hidrogène pur, qui n'est pas dissoluble dans l'eau, et qui par sa force élastique pourroit briser l'appareil, quoique très-solide. En effet, en ouvrant le robinet, on entend le sifflement très-fort du gaz hidrogène qui se dégage. Après cette opération, je fais charger l'eau de gaz acide carbonique. On fait ces opérations avec tant de rapidité, qu'en moins d'une heure on peut préparer cent vingt litres d'eau sulfureuse.

Le gaz acide carbonique est presque généralement répandu dans le territoire de Naples ; et il se dégage par l'action du feu et par les effor-

vescences. Il charge différentes eaux minérales
de Castel-à-Mare et de Naples ; il est permanent
à la Grotte-du-Chien ; étant mêlé avec le gaz
hydrogène sulfuré , il forme les exhalaisons de
la Solfatare et du terrein aux environs de la
source de l'eau de Pisciarelli ; c'est lui qui décompose le carbonate de soude, l'un des principes des eaux minérales d'Ischia ; et il s'exhale
enfin des laves du Mont-Vésuve,

Le gaz acide carbonique produit le goût aigrelet et piquant de l'eau sulfureuse ; il égaie ,
agite et produit le montant de cette eau minérale , qui par-là appartient à la classe des
eaux spiritueuses. La bierre commune dont on
fait un très-grand usage parmi nous , ne produit
pas le même effet, quoiqu'elle contienne aussi
du gaz acide carbonique , ainsi qu'on peut s'en
assurer, en la mêlant avec de l'eau de chaux ;
mais la force de ce gaz est diminuée par la quantité de parties végétales gluantes qu'elle tient
en dissolution.

L'observation a démontré qu'il faut boire les
eaux minérales gazeuses telles qu'elles sont à
leur source ; car autrement le gaz se dégage.
La théorie est d'accord avec la pratique. Le calorique est l'intermédiaire ou le dissolvant du
gaz acide carbonique ; mais il faut que la quantité de ce calorique soit à un certain degré :
l'eau chaude et l'eau froide sont peu susceptibles d'être chargées de ce gaz. C'est par ce
principe que l'on comprend pourquoi les eaux
minérales qu'on fait chauffer ou qu'on fait re-
froidir avec de la glace , perdent leur gaz et
leur vertu.

Le gaz hydrogène sulfuré n'a rien de piquant

ou d'acide ; le soufre décomposé par la force de
ce gaz forme une combinaison très-fétide, mais
dont les effets sont très-prompts. Par l'action de
ce fluide élastique, le soufre est répandu dans
tout le système vasculaire ; il augmente la transpiration. Mais le gaz hydrogène sulfuré diminue
l'irritation produite par le gaz acide carbonique, qui occasionne souvent le hoquet. On n'é-
prouve pas cet effet en buvant de l'eau sulfureuse.

On peut charger l'eau sulfureuse factice en
toute saison, d'autant de gaz qu'elle en contient
à Naples dans la plus brûlante chaleur de l'été.
C'est un avantage des eaux minérales artificielles ; car dans l'hiver l'eau sulfureuse naturelle est privée de ces gaz qui produisent ses
vertus médicinales ; ou si elle en conserve, ils
sont en très-petite quantité.

Il faut encore remarquer que, dans la saison
froide, l'eau sulfureuse manque souvent à Naples, parce que sa source étant près de la mer,
le sable la couvre fréquemment. J'ai encore
souvent observé qu'en été, dans des jours pluvieux ou lorsqu'il fait beaucoup de vent, l'eau
sulfureuse n'est pas limpide. Alors loin d'être
bienfaisante, elle dérange l'estomac et occasionne quelquefois des coliques, parce qu'elle
contient beaucoup de parties terreuses et d'autres matières hétérogènes.

Les eaux factices n'ont pas ces inconvéniens.
En effet, dans le laboratoire du citoyen Paul,
pour avoir de l'eau sulfureuse ou d'autres eaux
minérales gazeuses, on filtre exactement l'eau
de la Seine avant de la minéraliser ; cette eau
traverse successivement différens cylindres rem-

plis de sable où elle se purifie de toute substance étrangère.

Expliquons maintenant les usages de l'eau sulfureuse dans les maladies.

I. L'eau sulfureuse est très-utile dans l'âcreté des humeurs et dans les affections scorbutiques. Les parties acrimonieuses retenues dans le sang s'arrêtent souvent aux extrémités des vaisseaux cutanées ; elles occasionnent des boutons ou des dartres qui affectent les tégumens. Ces pustules s'élèvent quelquefois en pointe avec un petit cercle enflammé ; elles viennent après quelques jours à suppuration, et disparoissent après qu'elles ont jeté la petite quantité de matière blanchâtre qu'elles contenoient. On conçoit que cette espèce d'âcreté est causée par une lymphe saline qui s'arrête dans les vaisseaux de la peau ; mais il y a des dartres qui contiennent une lymphe corrosive. Quoique dans ces maladies il existe une humeur rougeâtre, néanmoins elle est toujours l'effet immédiat du défaut des organes qui produisent des mauvaises digestions ou qui diminuent les excrétions. Pour guérir radicalement toute âcreté du sang, il faut absolument relever l'énergie du système, autrement l'humeur renaît souvent en différentes saisons.

L'eau sulfureuse est un puissant remède contre ces maladies. Les gaz qu'elle contient excitent la force du système nerveux et vasculaire ; les fluides augmentent leur cours, la transpiration insensible et les urines deviennent abondantes. On boit de l'eau sulfureuse tous les matins ; et pendant ce traitement il faut faire un choix d'alimens, en écartant les huiles et les mêts salés.

On a objecté qu'il existe dans le corps différentes espèces d'acrimonie. Boërhaave et tous ceux qui ont soutenu la médecine humorale, croient que l'excès des végétaux et des alimens farineux, et le défaut d'exercice peuvent occasionner l'acidité dans les premières voies et même dans le sang, dont la sérosité se charge d'une acrimonie acide. On a encore soutenu qu'il peut exister dans le sang une acrimonie alkaline, ou une accumulation d'alkali, causée par la chaleur excessive de l'air, par la circulation très-rapide des fluides, et par l'usage immodéré des nourritures animales. C'est ainsi qu'on a encore distingué le scorbut acide et l'alkalin, ou, comme d'autres l'appellent, le scorbut froid et le chaud. En admettant ce principe, l'eau sulfureuse ne pourroit pas être un remède qui convînt dans ces différentes espèces de maladies.

Sans m'arrêter sur l'imperfection de cette théorie, je remarquerai seulement que les médecins qui ont soutenu le systême des fluidistes, n'ont pas été d'accord avec eux-mêmes, lorsqu'ils ont eu à traiter des maladies qui avoient pour cause l'acrimonie des humeurs. Hoffman, en admettant qu'il peut y avoir différens sels dans la masse du sang, dit positivement qu'on ne doit pas guérir les maladies qui en proviennent, par le moyen des sels d'une nature opposée. Les sels morbifiques, dit-il, doivent être corrigés ou dissous par les délayans.

Cependant Boërhaave soutient que l'on doit traiter l'âcreté par les remèdes amers et par les plantes anti-scorbutiques, tels que le cresson, le cochléaria, les oignons, les raiforts ; il insinue encore qu'il faut faire usage des vins spiritueux et des substances aromatiques, c'est-à-dire, des stimulans qui, causant de l'irritation sur les fibres, relèvent leur énergie, augmentent les secrétions des liquides et expulsent du corps les particules salines.

On conçoit par ce que je viens de dire, pourquoi les médecins ont différemment traité l'acrimonie du sang. Plusieurs qui aiment dans le traitement des maladies une méthode légère, n'emploient que l'infusion de quelques plantes qui contiennent une matière douce et peu glutineuse ; par le moyen de ces tisannes on dissout les matières salines, on rend le sang très-fluide, et on augmente les urines qui entraînent les particules acrimonieuses. Mais cette méthode, quoique utile à des personnes d'un âge assez jeune et d'un tempérament fort, est généralement peu efficace. D'ailleurs, lorsqu'on fait un fréquent usage de ces tisannes, au lieu de corriger l'acrimonie, on affoiblit sensiblement l'estomac et les intestins. Ces raisons ont engagé d'autres médecins à n'employer que les plantes anti-scorbutiques dont j'ai parlé plus haut, et de plus la salsepareille, le gayac, le sassafras et autres substances qui excitent la force vitale et augmentent les excrétions.

Mais ces remèdes n'ont pas cette action vive et prompte de l'eau sulfureuse qui convient dans tous les cas ; elle n'affoiblit pas l'estomac et les intestins ; les gaz se répandent dans le systême vasculaire, le sang et la lymphe sont atténués, et les particules acrimonieuses se dégagent par la voie des urines.

L'eau sulfureuse est un excellent moyen contre les dartres, particulièrement contre celles confluentes et qui, étant formées de pustules ou de croûtes répandues sur la surface du corps, sont d'une guérison difficile. Plusieurs observations ont montré que cette eau minérale, employée intérieurement et extérieurement, les a parfaitement guéries. Le médecin ne doit pas chercher quelle espèce d'acrimonie infecte les humeurs, et si les sels sont acides ou alkalins; parce que dans tous les cas il faut relever l'énergie nerveuse et augmenter les excrétions.

Plusieurs personnes ont fait usage à Paris de l'eau sulfureuse de Naples, pour des dartres qui occupoient les bras, la bouche et une partie du visage, ou qui, se portant sur les yeux, produisoient des ophtalmies plus ou moins fortes. La plupart de ces malades ont été guéris; d'autres ont éprouvé du soulagement; et peut-être n'ont-ils pas mis dans l'usage de ces moyens ni assez de suite ni assez de persévérance pour détruire un mal, qui très-souvent se montre rebelle aux traitemens les mieux dirigés. *C'est à-peu-près ce qui arrive à toutes les sources d'eaux minérales naturelles*, comme le dit le cit. Lafisse, inspecteur du Gouvernement près l'établissement des eaux minérales factices des citoyens Paul, Triayre et compagnie, dans son rapport au Ministre de l'Intérieur.

L'eau sulfureuse est extérieurement un remède très-efficace dans les ulcères provenant d'une affection scorbutique. Il est facile de les connoître, en observant chez les malades l'enflure des gencives et leur facilité à saigner. Dans ces ulcères, la matière qui en coule n'est pas

c

épaisse, mais séreuse ; la chair est molle, spongieuse et blanchâtre ; elle forme quelquefois des escharres. Il s'y produit encore des hémorrhagies qui ne sont pas l'effet de la dissolution du sang, mais du relâchement des tuniques des vaisseaux. Les miasmes nuisibles qui s'introduisent dans le corps, produisent l'atonie et décomposent les liquides.

En employant fréquemment et pendant long-tems des bains d'eau sulfureuse ; sans discontinuer de boire de la même eau minérale, on obtient la guérison de ces ulcères. L'eau sulfureuse excite la force des fibres, fait rétrécir les vaisseaux engorgés de liquides, dont la stagnation avoit augmenté l'âcreté, et la chair acquiert peu-à-peu sa fermeté naturelle. J'ai vu guérir plusieurs plaies de cette espèce par de fréquentes lotions de cette eau minérale.

II. L'eau sulfureuse est encore utile dans les altérations de la bile et dans les diarrhées ; maladies très-fréquentes en été et au commencement de l'automne, lorsque les pluies et la fraîcheur de l'air succèdent aux chaleurs excessives. La transpiration venant alors à diminuer, le sang se concentre dans les vaisseaux intérieurs, et particulièrement dans ceux du bas-ventre, et la bile dont la secrétion augmente, s'altère et se décompose facilement.

Le gaz acide carbonique arrête cette altération ; et son action combinée avec celle du gaz hydrogène sulfuré dirige de nouveau les fluides vers la peau, et la transpiration insensible reprend son équilibre naturel.

J'ai une longue expérience des effets de l'eau sulfureuse. J'ai constamment observé qu'elle a
été

été utile aux personnes dont la digestion étoit languissante ou difficile, par suite de foiblesse des organes de la digestion, et par la qualité des sucs gastriques qui occasionnent toujours dans les alimens une espèce de fermentation, que l'on peut nommer chyleuse. Les gaz de cette eau minérale, excitant la force des fibres de l'estomac, augmentent l'action des sucs digestifs, facilitent la décomposition des alimens; et s'introduisant dans les petits vaisseaux de la membrane veloutée des intestins, y dissolvent les liquides muqueux qui rendent souvent la digestion difficile. L'eau sulfureuse arrête promptement les diarrhées accidentelles causées par indigestion; et en en continuant l'usage, elle guérit aussi les diarrhées invétérées. Elle est encore utile dans les diarrhées sanguinolentes; mais l'eau de Pisciarelli, dont je parlerai ci-après, produit des effets plus prompts.

Il est reconnu que les remèdes spiritueux et aromatiques sont fort utiles dans les diarrhées; mais dans les cas où il y a beaucoup de bile accumulée dans les intestins pendant les chaleurs de l'été, ces remèdes échauffent les malades, sur-tout ceux de tempéramens sanguins. L'eau sulfureuse seule n'a aucun inconvénient, ainsi qu'on l'a observé dans des personnes de tout âge et de tout tempérament.

III. Cette eau minérale est encore un remède très-puissant dans la jaunisse.

Je ne m'arrêterai pas à la considération de ces jaunisses qui paroissent dans quelques fièvres aigues, dont elles ne sont que des symptômes; mais je parlerai des jaunisses spasmodiques, de celles qui proviennent de la mauvaise disposi-

B

tion et de l'altération du sang, et de celles qui
ne sont que les effets des concrétions bilieuses
ou des calculs biliaires.

On a observé des jaunisses accidentelles occasionnées par des émétiques placés mal-à-propos,
qui produisent des dérangemens d'estomac et
des vomissemens très-violens. Il y a des ictériques qui se plaignent d'une douleur obtuse
vers la région inférieure de l'estomac, d'un ti-
raillement obscur dans l'hippocondre droit, et
qui éprouvent une lassitude, un mal-aise et
même des anxiétés, tandis que le pouls est iné-
gal et serré. Ce sont des jaunisses spasmodiques
qui guérissent facilement par le moyen de l'é-
ther, de l'opium et des huiles volatiles; ces remèdes excitent la force du système et des fibres
des conduits du foie et du duodénum; le spasme
diminue, et la bile reprend son cours naturel.

Mais il y a des ictériques qui n'ont aucun
vice dans le foie ni aucune douleur qui puisse
faire croire que le cours de la bile soit retardé.
La foiblesse du corps, le relâchement des organes diminuent la secrétion de ce liquide; le
sang acquiert alors un caractère bilieux, et les
urines deviennent d'un rouge foncé. Voilà une
jaunisse provenant de l'atonie du système qui
produit l'altération du sang, à cause de la matière huileuse qui s'accumule dans le système
vasculaire.

La jaunisse provient aussi de l'épaisissement
de la bile, qui forme des concrétions dans le
conduit hépatique et dans le choledoque. Ces
concrétions deviennent ensuite autant de calculs ou de pierres biliaires.

Les médecins ont cherché des moyens pour

dissoudre ces concrétions bilieuses, qui ne sont que de la graisse ou de l'huile de l'épiploon. On a observé que le savon, les alkalis caustiques, etc. peuvent causer leur dissolution. Cependant les acides sont également convenables; et l'oseille, le jus de citron, le vinaigre, etc., qui peuvent diviser et désobstruer, ont souvent guéri la jaunisse, au moins lorsque les concrétions n'étoient pas endurcies.

L'eau sulfureuse est un remède efficace dans ces deux dernières espèces de jaunisse. Dans celles qui proviennent d'atonie, où il se trouve dans les vaisseaux sanguins beaucoup de matière huileuse accumulée, sans qu'il existe dans le foie aucune obstruction, cette eau minérale est fort utile pour augmenter les urines et délivrer le système vasculaire de ces parties qui ont fait tourner le sang. Le gaz hydrogène sulfuré dissout les particules bilieuses arrêtées dans les vaisseaux cutanées.

Le gaz acide carbonique devient particulièrement utile dans l'ictère, où il existe des concrétions dans les conduits de la bile. Le carbonate de soude aide leur dissolution; et tandis que l'eau sulfureuse guérit le vice local, elle fait encore décharger le sang de ces matières qui auroient produit de la bile, s'il n'y avoit pas d'engorgement dans le foie.

Les gaz de cette eau minérale agissent aussi par leur force élastique; car ils produisent des mouvemens dans les intestins qui se communiquent aux conduits biliaires; et qui, en divisant les concrétions, font couler la matière bilieuse dans le duodénum.

VI. Le grand usage que l'on fait à Naples de

l'eau sulfureuse dans les maladies dont je viens
de parler, fait que ceux qui sont affectés de la
gonorrhée peuvent librement en aller boire à
la source et cacher leur maladie; et l'expérience
a démontré que cette eau la guérit avec beaucoup de promptitude. Des milliers de personnes ont ainsi traité la gonorrhée, de sorte
que l'usage en est général.

Une fausse théorie a fait employer dans cette
maladie de telles méthodes, que l'écoulement
devient souvent habituel, et les malades tombent dans un état de langueur. On a fait usage
du mercure pour arrêter cet écoulement; cependant rien n'en empêche davantage la guérison que ce remède.

La gonorrhée n'est qu'une maladie locale de
l'urètre, dont les sinus muqueux sont infec-
tés par le virus qui pénètre plus facilement
par son orifice, dont l'ouverture est assez
grande, que par les vaisseaux lymphatiques ou
par les pores du gland; c'est pourquoi les gonorrhées sont les plus fréquentes parmi les maladies vénériennes.

Quelques médecins modernes soutiennent que
le virus qui produit la gonorrhée, est tout-à-
fait différent de celui qui occasionne les chancres et la vérole. Ils croient qu'une personne
qui n'a qu'un écoulement ne peut communiquer qu'une gonorrhée; que celle qui a des chancres peut communiquer des ulcères au gland;
et que, lorsqu'une personne est attaquée de gonorrhée et de chancres à-la-fois, on peut croire
qu'elle a été infectée de deux liquides acrimonieux, ou de deux virus qui produisent deux
différentes maladies. Une gonorrhée répercu-

tée, disent-ils, peut occasionner une ophtalmie syphilitique, mais jamais un chancre ou la vérole ; et le mercure, remède spécifique contre la vérole, ne peut pas guérir une gonorrhée.

Ce système n'est pas démontré par des observations ; car le même virus qui cause dans l'urètre l'irritation et l'inflammation de quelque partie, peut en affectant le gland y produire des chancres ; et si elle attaque à-la-fois les parties intérieures de l'urètre et le gland, on aura en même tems la gonorrhée et les ulcères vénériens.

Il n'existe dans les gonorrhées aucun ulcère dans l'urètre. La matière virulente étant enveloppée dans le mucus, et ayant d'ailleurs une issue très-facile, ne produit qu'une simple inflammation sans aucune érosion ni rupture de solides, et le miasme vénérien ne peut pénétrer dans les vaisseaux de la circulation.

Cette conclusion prouve que les ophtalmies vénériennes ne sont pas causées par des gonorrhées supprimées, dont la matière s'insinue dans la masse du sang et parvient aux vaisseaux des yeux et aux glandes sebacées des paupières. Les mêmes médecins, en observant que dans les ophtalmies l'écoulement de l'urètre cesse tout-à-fait, et qu'il coule par les yeux une matière verdâtre semblable à celle des gonorrhées, ont cru que l'humeur virulente se jette sur les yeux.

On pourroit produire plusieurs observations qui démontreroient que les ophtalmies dont on parle, sont occasionnées par des causes accidentelles, et particulièrement par l'humidité et le froid ; car elles paroissent en hiver, dans des

B 3

tems humides, ou après qu'on a été exposé à
des vents très-violens. Il se produit alors une
inflammation des yeux avec des douleurs très-
vives; les glandes fournissent beaucoup de matière qui irrite les parties qu'elle touche, et produit souvent leur érosion. Nous en avons un
exemple assez frappant dans le *coryza*, où l'on
éprouve d'abord un écoulement de fluide tenu;
il devient ensuite acrimonieux et enfin épais et
verdâtre.

Il est très-vrai que la gonorrhée s'arrête quelquefois dans le tems qu'on est affecté d'ophtalmie; cependant cet accident n'est pas occasionné
par une métastase de la matière virulente ; mais
il provient d'une irritation qui arrête le sang
dans les vaisseaux de la conjonctive et des paupières. Rien n'est plus fréquent dans la pratique
de la médecine, que de voir des écoulemens
supprimés dans quelque partie du corps par des
stimulus violens, qui surviennent à quelque autre partie même éloignée, sans que la matière
morbifique en soit déplacée.

Outre cela, il est connu que les femmes
affectées de gonorrhée n'ont jamais de ces
ophtalmies, à cause de la foiblesse de leur systême, ou de la flaccidité de leurs fibres. Enfin
j'ai vu des personnes dans lesquelles la gonorrhée a été supprimée sans avoir causé aucune
ophtalmie.

Tout ce que je viens de dire, prouve que la
gonorrhée est une maladie où le virus attaque
les sinus de l'urètre et particulièrement la fosse
naviculaire, toujours tapissée d'une substance
muqueuse. C'est dans ce sinus et dans cette mucosité que le virus s'arrête, occasionne ensuite

un stimulus et l'inflammation. Ce virus n'atteint jamais les glandes de Couper et de Littre, la prostate et les vésicules séminales, si ce n'est par un traitement mal dirigé.

On peut arrêter la gonorrhée dès son commencement par des injections stimulantes, qui produisent une irritation modérée dans l'urètre. L'écoulement de la lymphe ou de la mucosité augmente, et le miasme virulent qui n'est pas encore fixé peut être emporté. On a vu, par ce moyen, des gonorrhées parfaitement guéries en vingt-quatre heures.

Dans le premier période de la gonorrhée, où il se produit souvent une phlogose dans l'urètre, cet état d'inflammation ne dure que peu de jours. Les délayans sont alors les remèdes qui conviennent.

Après que l'inflammation a cessé, l'écoulement augmente. C'est le tems où il faut boire de l'eau sulfureuse le matin et le soir. Lorsque dans le cours de cette maladie on fatigue le corps par une diète sévère et par le long usage des délayans, l'écoulement ne diminue pas, et la gonorrhée devient souvent habituelle. Mais l'eau sulfureuse n'affoiblit point ; ses fluides élastiques relèvent l'énergie de l'estomac et des intestins ; et en pénétrant dans les vaisseaux, ils augmentent la transpiration insensible et les urines. Au bout de quatre ou cinq jours, la matière qui en coule, ordinairement d'une couleur verte foncée ou verdâtre, devient jaune et ensuite comme une mucosité blanche.

C'est donc par sa force diaphorétique et diurétique que l'eau sulfureuse est un remède efficace dans les gonorrhées. Lorsque la transpi-

ration est arrêtée, les humeurs se dirigent dans
les vaisseaux internes, et particulièrement aux
parties relâchées. C'est ce qui fait que les gonorrhées sont plus longues en hiver qu'en été,
et plus dans les pays du nord qu'au midi de
l'Europe. Les bains de vapeurs ont encore guéri
les gonorrhées invétérées.

Il existe une espèce d'écoulement vénérien,
provenant des glandes disposées autour de la
couronne du gland. Ces glandes, destinées à la
secrétion d'une humeur visqueuse et grasse,
grossissent alors sensiblement. La maladie est
une fausse gonorrhée ou gonorrhée extérieure,
qui devient assez longue. L'eau sulfureuse en
boisson est très-utile dans ce cas; les bains locaux de la même eau minérale corrigent la mucosité altérée, et les glandes sebacées reprennent
leur état naturel.

L'eau sulfureuse est un remède presque nécessaire, lorsque la gonorrhée est à la-fois l'effet
du virus vénérien et d'une humeur dartreuse ré-
pandue dans le sang. Cette combinaison d'humeurs est souvent l'origine des gonorrhées habituelles, les plus difficiles à guérir. L'usage de
cette eau minérale en rend la guérison facile.

Lorsqu'il se produit une ophtalmie humide
et que l'écoulement de l'urètre a été supprimé,
l'eau sulfureuse est encore très-utile, si l'on
emploie aussi des remèdes locaux qui puissent
diminuer l'inflammation de l'œil. Cette eau minérale rétablit souvent la gonorrhée, et peut emporter le virus en stagnation dans les sinus du
canal de l'urine.

Il se produit souvent dans le cours de la gonorrhée la tuméfaction d'un testicule, causée

par l'irritation et par la constriction du canal
déférent. Après avoir employé extérieurement
les remèdes émolliens, le testicule reste quelquefois enflé pendant long-tems, sans que le
malade éprouve aucune douleur. L'eau sulfureuse dissout parfaitement cet engorgement
chronique.

Dans les gonorrhées cordées, les malades
souffrent des douleurs excessives. L'eau sulfureuse ne peut pas produire les mêmes effets que
l'on obtient de l'opium.

On pourroit croire que la méthode de traiter
les gonorrhées par le moyen de l'eau sulfureuse,
ne devroit pas avoir le même succès chez les
femmes; car leur urètre est au-dessus du vagin,
et le virus vénerien n'attaque que les glandes de
cette dernière partie ; c'est pourquoi les femmes
n'ont point de cuisson, à moins que des gouttes
d'urine ne touchent les parties enflammées, ou
que l'inflammation du vagin ne soit communiquée jusqu'au méat urinaire. Cependant les observations ont montré que l'eau sulfureuse, même
dans ce cas, est toujours utile ; et l'on doit attribuer ces avantages moins à l'action diurétique
de cette eau minérale qu'à celle d'exciter le ressort des fibres et de diriger les humeurs à la
peau. Les gonorrhées sont assez longues chez les
femmes, à cause de la flaccidité de leurs fibres ;
c'est pourquoi les remèdes délayans leur sont
toujours nuisibles.

Il n'est pas facile de guérir les gonorrhées
invétérées par la négligence du malade ou par
un mauvais traitement ; l'eau sulfureuse est cependant toujours utile. Mais il se trouve dans
le cratère de Naples une eau minérale plus

active, qu'on appelle eau de Pisciarelli. On en
fait un usage très-fréquent en boisson et en injection.

Le traitement de la gonorrhée, même la plus
rebelle, se fait donc avec beaucoup de facilité,
par le moyen de ces deux eaux minérales. Le
docteur Cirillo employoit, dans ces maladies,
l'eau sulfureuse pendant deux semaines ; et
faisoit ensuite boire aux malades l'eau de Pisciarelli, dont je vais parler.

ARTICLE SECOND.

De l'eau de Pisciarelli ou alumineuse.

La source de l'eau de Pisciarelli est presque
au milieu de la chaîne des volcans des champs
Phlégréens. Il est très-difficile de trouver un remède tonique et astringent plus efficace que
cette eau minérale ; car parmi ses autres principes fort actifs elle tient en dissolution le sulfate d'alumine.

Il y a eu des médecins qui ont soutenu que
les eaux minérales alumineuses n'existoient pas ;
et ils ont cru qu'on s'étoit trompé à cet égard,
en prenant pour du sulfate d'alumine le sulfate
de magnésie. Ils ont ajouté que l'acide sulfurique
ne peut facilement dissoudre l'alumine. Cependant s'il est douteux que le sulfate d'alumine
soit en dissolution dans les eaux minérales des
autres pays, il existe certainement dans l'eau
de Pisciarelli, puisqu'on en trouve sur le terrein
près de sa source et même dans l'entonnoir de la

Solfatare, où il se fabrique beaucoup d'alun de commerce.

Mais, pour comprendre l'origine et la nature des principes de cette eau minérale, il faut d'abord donner une légère description des montagnes volcaniques de cette partie de Naples, qui forment un grouppe de cratères aujourd'hui fort tranquilles; mais qui étoient anciennement en travail. Cette description pourra répandre encore un grand jour sur différens objets, tels que les bains de vapeurs et la médecine pneumatique, dont je parlerai dans la suite.

Le premier de ces cratères se trouve à peu de distance de la grotte de Pausylippe; il n'en existe plus qu'une portion. On croit que c'est par ses éruptions que fut formé le mont Pausylippe, qui dans son origine n'a été qu'un amas de cendres et de matières boueuses; car on trouve souvent dans la masse de cette colline des pierres ponces qui ne sont que des corps volcanisés et devenus par l'action du feu poreux et d'une couleur foncée.

On observe ensuite à peu de distance le lac d'Agnano environné de montagnes. Sa forme fait appercevoir l'entonnoir d'un volcan; le terrein qu'il occupe est volcanique, et les bords sont un amas de tuf, qui n'est généralement qu'une pierre formée par le limon que les eaux tranquilles déposent sur les lieux inondés; mais qui dans les environs de Naples n'est pas l'effet des débordemens, mais une production volcanique.

Les anciens écrivains n'ont jamais parlé du lac d'Agnano; ce qui indique qu'au tems des Romains ce lac n'existoit pas. Il y avoit ancien-

nement une plaine comme celle de la Solfatare ;
mais dans les tems qui suivirent, un tremble-
ment de terre en fit crouler le plancher, et
frayant des nouvelles issues aux eaux qui
couloient dans le sein des montagnes, il y forma un amas d'eaux dormantes. On voit même
de notre tems deux sources d'eaux qui s'élan-
cent avec force du fond du lac, à peu de distance du bord du côté qui correspond à la Grotte
du Chien.

Il existe une effervescence continuelle sous
le terrein de cette petite grotte, qui n'a à-peu-
près que douze pieds de longueur. Si l'on y
reste debout, on éprouve une chaleur sensible
sous les pieds ; il s'en dégage une exhalaison qui
s'élève à sept ou huit pouces du terrein. Le thermomètre, plongé dans cette vapeur méphytique, montre une température toujours au-dessus
de celle de l'air atmosphérique. J'ai essayé de
respirer pendant quelques secondes cette exhalaison ; j'en ai ressenti la plus violente irritation, les larmes couloient abondamment de mes
yeux, et une chaleur mordante se faisoit sentir
au visage, lors même que je tenois la tête dans
la vapeur sans respirer. J'ai exposé sur ce terrein une tortue, qui n'y vécut qu'une demi-
heure ; j'y ai placé plusieurs grenouilles prises
du lac d'Agnano qui en abonde ; elles moururent
après une heure de séjour. Le même effet a eu
lieu sur les insectes.

Il est superflu de décrire les expériences
faites dans cette mofette avec l'eau de chaux
et la teinture de tournesol, l'absorption dans
l'eau, le goût aigrelet ou acidule qu'il lui communique : tout prouve que le gaz acide carbo-

nique, un des principes des eaux minérales, produit tous les phénomènes de la Grotte du Chien.

Je remarquerai que le chien que l'on plonge dans cette mofette, éprouve d'abord un resserrement seulement au poumon; la respiration devient ensuite gênée, le sang s'arrête à la tête, les yeux sont chargés et à demi-ouverts, son abdomen très tendu; enfin, après six ou sept minutes, il reste immobile et roide.

Les expériences démontrent que le gaz acide carbonique ne produit pas des effets aussi funestes, parce qu'il est simplement privé de gaz oxigène; car il ne seroit alors qu'une cause négative; mais il produit une irritation très-forte sur le cerveau et sur les nerfs qui, élevés à un haut degré de constriction, produisent la contraction de tous les muscles. Quoique l'animal, plongé pendant quelque tems dans ce gaz, soit privé de respiration, de sentiment et de mouvement, cependant il est droit et roide; ce qui indique que dans cet état il n'y a pas un relâchement subit des fibres nerveuses et musculaires, mais que le cerveau soutient un stimulus impétueux qui se communique au systême des nerfs. Le gonflement et la tension de l'abdomen proviennent moins de l'expansion des fluides élastiques enfermés dans les intestins, que de la convulsion violente des muscles abdominaux. Tout cela démontre que le chien et les autres animaux ne meurent pas dans cette mofette par asphyxie ou par un abattement subit de toutes les forces du corps; mais par une convulsion générale et très-violente, par laquelle le cerveau perd sa

puissance, et les forces vitales manquent enfin
tout-à-fait.

Lorsque les animaux ne sont pas long-tems res-
tés dans ce gaz, quoiqu'ils aient une apparence
de mort, et que l'énergie du cerveau n'est pas
détruite, si on leur fait alors respirer l'air atmosphérique, ce fluide excite de nouveau le
mouvement des ressorts cachés, et le système
animal reprend ses fonctions.

Il y a encore une preuve que le lac d'Agnano
étoit anciennement un volcan ; c'est l'existence
des étuves qui en sont voisines, qu'on appelle
communément les étuves d'Agnano ou de St.-
Germain, dont je parlerai ci-après.

A peu de distance d'Agnano, on trouve la
Solfatare, que des anciens écrivains ont encore
nommé Vésuve, non à cause d'une communication supposée entre ces deux volcans, mais
bien par l'analogie de leurs éruptions. L'obser-
vateur apperçoit dans l'entonnoir de la Solfatare des sels, des soufres et des laves de différentes espèces; il entend le retentissement sou-
terrein du bassin, qui lui fait croire qu'au des-
sous de sa plaine se trouve un goufre caché et
des matières en effervescence.

Les historiens ont décrit les violens tremblemens de terre qui ont souvent affligé le cratère de Naples. Mais parmi ces fatales époques
il faut particulièrement remarquer celle où près
de la Solfatare, au milieu d'une plaine riante,
Monte-Nuovo fut formé. Il n'y a pas encore
trois siècles que cette mine souterraine éclata.
Un abîme effroyable s'ouvrit, et vomit, à travers des flammes et des tourbillons de fumée,
une masse énorme de terres, de pierres ponces

et d'autres matières volcaniques, dont plusieurs tombèrent en forme de pluie sur Pozzuoli. Par cette explosion une partie du lac Lucrin fut comblée de terre et de pierres ; de sorte qu'il a beaucoup diminué. Il avoit anciennement une communication avec le lac d'Averne-, si célèbre dans l'antiquité.

Les anciens comparoient ce dernier lac à une caverne, d'où sortoient des tourbillons d'exhalaisons empestées, funestes aux oiseaux qui les traversoient. Strabon rapporte que son rivage étoit couvert de hautes forêts qui interceptoient les rayons du soleil et le libre mouvement de l'air. Cependant ce n'étoit pas l'existence du bois et la stagnation de l'air qui rendoient meurtrières les exhalaisons de ce lac ; c'étoit l'effet des gaz qui s'échappoient des montagnes environnantes qui avoient formé le cratère d'un volcan.

L'origine du lac d'Averne a été la même que celle du lac d'Agnano ; le plancher fut abîmé ; il s'y forma un gouffre, qui fut ensuite rempli d'eau ; et il paroît que cette même catastrophe pourroit un jour arriver à la plaine de la Solfatare. Le terrein des environs du lac d'Averne est tout-à-fait volcanique ; et les montagnes qui en forment l'enceinte contiennent des tufs et des pierres ponces. Il y avoit aussi près de là des eaux thermales. Le méphytisme étoit encore augmenté par un volcan voisin, qui existoit anciennement à sa partie septentrionale.

C'est aujourd'hui une théorie assez démontrée qu'ainsi que le gaz hydrogène, par sa légéreté, s'élève et gagne les hautes régions de l'atmosphère, d'où proviennent souvent les

pluies, les orages et les tonnerre; de même le gaz
acide carbonique fourni par les effervescences,
par la combustion et par la respiration des animaux, à cause de sa pesanteur, occupe toujours
la partie la plus basse de l'air atmosphérique. Il
est facile de comprendre par-là qu'au lac d'Averne ce même gaz occupoit dans les anciens tems
l'espace qui touchoit immédiatement la surface
de l'eau. C'est pour cela que les anciens parloient
souvent de l'horreur ténébreuse et des vapeurs
noires de ce lac, très-pernicieuses aux animaux.
Mais de nos jours il n'y a pas d'exhalaisons
meurtrières; toutes les fois que j'y ai été, j'ai
constamment vu un grand nombre d'oiseaux,
dont plusieurs se plongeoient dans l'eau.

De ce que je viens de dire, on peut conclure
que de la grotte de Pausylippe jusqu'au lac
d'Averne, il y a plusieurs cratères de volcans;
et il paroît que la Solfatare en occupe le
milieu.

On trouve dans son entonnoir et sur le som-
met du cratère, vers sa partie orientale, beaucoup d'alumine mêlée à d'autres substances,
qui causent la couleur blanche de ses collines;
c'est pourquoi les Grecs les avoient nommées
colles leucogei. Cette alumine absorbe avidem
ment l'eau et l'humidité de l'air, et forme une
espèce de pâte ductile et de matière grasse au
point qu'il est difficile de marcher dessus; mais
après les grandes chaleurs la plaine de ce volcan est tout-à-fait desséchée, et l'alumine se
durcit à un tel degré, qu'elle paroît une pierre
quoique après les pluies elle se ramollisse de
nouveau avec la même facilité.

Les fumées de la Solfatare contiennent beaucoup

coup de gaz hydrogène sulfuré ; aussitôt qu'il est en contact avec l'air atmosphérique, il se décompose. On voit du soufre précipité autour des fentes, d'où le gaz s'échappe. Une portion de soufre, en se combinant avec le gaz oxigène, produit l'acide sulfureux, qui devient acide sulfurique lorsqu'il en a absorbé davantage. Ainsi il se forme continuellement de l'acide sulfurique qui se combine avec l'alumine, le fer et les matières calcaires ; il en résulte trois sulfates en dissolution dans l'eau de Pisciarelli ; car l'on trouve à sa source ces mêmes principes qui abondent dans le cratère et dans l'entonnoir de la Solfatare.

L'eau de Pisciarelli sort avec un bruit et un retentissement qu'on entend de loin. L'odeur du gaz hydrogène sulfuré est sensible, même à quelque distance ; ce qu'on ne doit pas attribuer seulement au gaz qui se dégage de l'eau minérale, mais encore à celui qui s'élève continuellement du terrein. Cette eau minérale a un mouvement d'ébullition très-fort ; sa température, observée au thermomètre de Réaumur, se trouve inférieure de dix ou douze degrés à celle de l'eau bouillante.

J'ai fait préparer dans le laboratoire des CC. Paul, Triayre et compagnie, l'eau de Pisciarelli, en faisant dissoudre dans l'eau commune, par le moyen du gaz acide carbonique, des sulfates d'alumine, de fer et de chaux, et en y ajoutant de l'acide sulfurique. On charge aussi l'eau de gaz hydrogène sulfuré. Chaque bouteille contient six cent onze grammes quatre cent quarante milligrammes (vingt onces) d'eau ; de gaz hydrogène sulfuré un sixième de son volume ; de gaz

C

acide carbonique une moitié de son volume ;
de sulfate d'alumine cinq cent trente milligrammes (dix grains) ; de sulfate de fer un gramme
cent treize milligrammes (vingt un grains) ; de
sulfate de chaux sept cent quarante deux milligrammes (quatorze grains) ; d'acide sulfurique
cinq cent trente milligrammes (dix grains).
Quoique cette eau minérale soit gazeuse, néanmoins sa force médicinale provient sur-tout de
ses principes fixes ; sa source est à une lieue de
distance de Naples, où l'on l'emploie pendant
toute l'année dans différentes maladies, et l'on
en envoie même dans les provinces sans qu'elle
perde de sa vertu.

Beaucoup de praticiens ont réduit de nos jours
tous les remèdes dont on fait usage dans les maladies, à deux grandes classes générales, savoir :
ceux qui conviennent dans les maladies inflammatoires, où il faut diminuer l'énergie de la
force vitale, et ceux qui servent à relever l'é-
nergie du systême. Ainsi les eaux minérales appartiennent généralement à la classe des remèdes fortifians ou excitans, et leur action provient
du stimulus que les minéraux qu'elles tiennent
en dissolution produisent sur les fibres ; mais
plusieurs médecins, étant convaincus de ces
principes, ont soutenu que les eaux minérales
n'ont pas de vertus particulières ; que leurs
effets sont à-peu-près les mêmes ; que l'on en a
employé de plusieurs espèces dans la même maladie, et que toutes ont réussi. Il ne faut donc
les considérer, disent-ils, que comme des remèdes salins capables de causer une irritation
sur l'estomac, d'où elle se propage sur les nerfs
du systême général.

Mais il n'est pas difficile de démontrer que
l'action des eaux minérales doit varier selon
les différens principes qui les minéralisent. Tous
les minéraux agissent en produisant un stimulus sur les nerfs des premières voies; mais il
faut voir leurs effets, lorsqu'ils sont dans le torrent de la circulation. Ainsi l'eau sulfureuse et
l'eau alumineuse ne se ressemblent pas par leurs
effets; car la première est un remède qui augmente la transpiration et les urines, tandis que
la seconde est tonique et astringente. L'eau sulfureuse produit de l'activité et du mouvement;
réveille le jeu des organes, augmente leur vie
particulière et occasionne la raréfaction des
fluides. Mais l'eau alumineuse, considérée par
ses effets généraux et primitifs, ride les fibres,
resserre les vaisseaux et détermine une action constante sur l'organisation animale; c'est
pourquoi elle devient un remède stiptique.

On comprend par-là que les eaux minérales
n'agissent pas simplement comme des stimulans, mais comme des remèdes dont les principes s'introduisent dans tout le système et produisent des effets très-variés.

Les médecins, en employant dans les maladies l'eau de Pisciarelli, vont rétablir l'usage
de l'alun, qui depuis les anciens tems a été
fort en vogue; ce n'est que de nos jours qu'il a
été presque oublié

I. On emploie cette eau minérale dans les
gonorrhées, lorsque l'écoulement a duré deux
semaines, que le passage de l'urine ne produit
plus aucune sensation douloureuse, et que la
matière qui coule est blanche et muqueuse; ce
qui montre que l'écoulement est alors l'effet du

C 2

relâchement de quelque partie de l'urètre. On
en boit un verre tous les matins; et on en
fait encore usage en injections, en la mêlant
avec de l'eau naturelle, dont on diminue graduellement la quantité. Il y a des personnes qui
emploient les injections d'eau de Pisciarelli sans
mélange ; cependant il y en a d'autres qui ont
une telle sensibilité dans l'urètre, qu'elles ne
peuvent pas supporter une trop forte irritation ; et les injections de cette eau minérale toute
pure peuvent exciter un échauffement capable
de s'étendre jusqu'à la vessie même, et de produire des envies subites d'uriner. Quelquefois
les injections fort stimulantes peuvent occasionner des obstructions, des nœuds et même
le rétrécissement du canal.

II. On fait encore usage de l'eau de Pisciarelli dans la leucorrhée invétérée. Cette maladie affecte plus les jeunes femmes que les
autres. Elle commence par un écoulement ré-
gulier, qui devient ensuite irrégulier ou continuel. Les médecins sont maintenant convaincus que cette maladie organique provient d'un
vice des solides de la matrice; mais elle produit dans la suite des effets tels, qu'on peut la
considérer comme une maladie universelle.

On a remarqué que les fleurs blanches sont
précédées d'une grande foiblesse d'estomac; la
digestion se fait mal, le fluide chyleux produit
des humeurs muqueuses, la force élastique des
organes diminue et les vaisseaux de la matrice
perdent leur ressort. Il se forme par-là des stagnations et des engorgemens de sérosité, laquelle
ne pouvant suivre la route générale des fluides,

est contrainte de passer à travers les petits vaisseaux de l'utérus et même du vagin.

Mais, lorsque la maladie est poussée à un haut
degré, l'écoulement devient immodéré, opiniâtre et chronique ; il peut porter à la santé les
coups les plus violens ; et les femmes deviennent
pâles, maigres et foibles.

Plusieurs médecins, croyant que la leucorrhée étoit occasionnée par des humeurs pec-
cantes ou par une acrimonie particulière du
sang, ont souvent employé les tisannes et les
délayans pour atténuer la lymphe épaissie et
pour en corriger l'acrimonie. Cependant on a
observé que cette méthode ne produit aucun
avantage, et que les tisannes relâchantes affoiblissent l'estomac et le système universel, de
sorte que l'écoulement augmente. Il est facile de
comprendre que les fortifians sont les médicamens qui conviennent dans cette maladie.
C'est pourquoi l'on a éprouvé des effets avantageux de l'usage de la rhubarbe, du quinquina, de l'absynthe et de tous les toniques.

Les eaux minérales fournissent des moyens
très-efficaces contre la leucorrhée. Il faut d'a-
bord commencer par boire de l'eau ferrugineuse, dont je parlerai ci-après. On en prend
pendant quelques jours une dose qui produit
des évacuations abondantes du ventre. C'est
par-là qu'on peut épuiser les matières épaisses
et glaireuses qui, contenues, dans l'estomac et
dans les intestins, dérangent la digestion. Après
que l'on aura débarrassé les premières voies,
on doit continuer l'eau ferrugineuse avec du
vin. Lorsque la leucorrhée est l'effet de l'âcreté

du sang ou des éruptions rentrées, l'eau sulfureuse en boisson est très-efficace.

Mais, lorsque la maladie est beaucoup augmentée, il faut faire usage de l'eau de Pisciarelli. On en boit cinq ou six onces par jour,
ainsi que dans la gonorrhée.

Il faut encore employer des injections pour
fortifier l'organe affecté. C'est dans cette vue
que l'on fait beaucoup d'usage de l'infusion de
quinquina ; cependant il ne faut pas se flatter
que l'eau parvienne facilement dans la cavité de
la matrice, son orifice étant fort étroit. Les injections d'eau sulfureuse sont d'un grand avantage ;
mais les médecins ont souvent employé les injections d'eau de Pisciarelli, coupée avec de l'eau
naturelle. Cette eau minérale étant délayée
peut produire une irritation modérée à la
matrice, et relever son énergie ; mais il faut
en user avec beaucoup de circonspection ; car
l'eau de Pisciarelli toute pure, ainsi que tous
les autres astringens, pourroit retenir dans l'organe affecté l'humeur déposée et produire des
engorgemens. On doit encore ajouter l'usage des
bains d'eaux minérales et même des douches,
que l'on doit diriger dans le vagin pour les faire
parvenir à la matrice. On a disposé pour cet objet, dans l'établissement des CC. Paul, Triayre
et compagnie, des douches internes, par lesquelles on peut, au moyen d'un robinet, augmenter ou diminuer la force de l'eau qui peut,
par une cannule de gomme élastique, parvenir
jusqu'à l'utérus.

Ainsi les femmes affectées de fleurs blanches
peuvent, en prenant les bains, en même tems
prendre les douches d'eau minérale ; les humeurs

séreuses épanchées qui détrempent continuellement les parties du sexe sont emportées, et
les vaisseaux de l'utérus reprennent leur force
systaltique ordinaire.

Dans les cas où la maladie affecte les personnes dont le genre nerveux, fort sensible et
fort irritable, occasionne le rétrécissement de
l'utérus et détermine les fluides de la circonférence au centre, on doit employer des eaux
adoucissantes en douche, afin que la tension
des fibres de la matrice et du vagin puisse diminuer. Ainsi les médecins les plus éclairés de
Paris ordonnent quelquefois des douches avec
des herbes émollientes, dont les femmes font
usage au tems qu'elles sont plongées dans l'eau
minérale.

On a encore disposé dans l'établissement des
CC. Paul, Tryaire et compagnie, une douche
ascendante, par laquelle l'eau s'élève à la hau-
teur de quinze pieds; mais dont on peut encore diminuer la force à volonté par le moyen
d'un robinet. Cette douche peut être employée
pour diriger l'eau minérale ou l'infusion d'herbes émollientes dans le vagin, la personne étant
commodément assise sur un fauteuil percé.

C'est par ce traitement que l'on peut obtenir
la guérison d'une maladie qui, quoiqu'elle puisse
être supportée par des femmes pendant des
années, peut néanmoins, si on la néglige, avoir
des suites très-funestes.

Il a régné de grands préjugés sur la leücor-
rhée; on a craint d'arrêter un écoulement que
l'on croyoit établi par la nature pour débarrasser le corps des humeurs acrimonieuses; l'on
a ajouté que l'on ne peut sans danger guérir des

C 4

plaies et des fistules invétérées, ni arrêter le flux hémorrhoïdal chronique.

Cependant il faut remarquer que tout écoulement qui n'est pas naturel, est toujours une infirmité; l'état de santé n'est qu'un état d'équilibre, où les fluides circulent par les vaisseaux en se distribuant sans effort à tous les organes; et il n'y a dans l'état naturel du corps d'autres excrétions extérieures que la transpiration insensible, et l'urine. La sueur, l'écoulement des larmes, la salivation, les expectorations chroniques ne sont que des dérangemens dans l'économie animale. Les médecins tâchent d'arrêter les écoulemens même virulens de l'urètre. C'est par ces mêmes principes, qu'on ne. doit pas négliger un écoulement provenant de l'atonie d'un organe qui intéresse tant le bien-être des femmes.

La couleur de la matière de ce flux contre nature, par le séjour qu'elle fait dans les vaisseaux de l'utérus et par la chaleur de l'organe, devient souvent jaune et même verdâtre; cependant ces altérations ne changent pas la nature de la maladie; mais la leucorrhée devient une maladie grave et très-difficile à guérir, lorsqu'il s'est formé quelque ulcère dans le col ou dans le fond de la matrice. Il y a des cas où cet organe est engorgé; mais la force vitale n'est pas augmentée au point qu'elle puisse par elle-même dissoudre ces congestions. Il se forme alors une inflammation chronique et ensuite une érosion, qui produit un écoulement de matière purulente. C'est cette même espèce d'inflammation chronique qui cause la suppuration des écrouelles, et qui fait dégénérer les tumeurs squirreuses en ulcères cancéreux.

On peut bien espérer la guérison de la maladie, lorsque les ulcères de la matrice sont superficiels. Les injections d'eau sulfureuse sont alors fort utiles. Mais s'il existe dans l'utérus un ulcère malin qui rende une matière décomposée, sanieuse, rongeante, quelquefois roussâtre et toujours très-fétide, le médecin ne peut employer que des remèdes palliatifs. Dans ce cas, quelquefois les malades souffrent des douleurs fort aigues; de sorte qu'on est alors obligé d'employer des injections, dans lesquelles il y a de l'opium en dissolution. On fait encore usage des injections d'eaux gazeuses; mais l'on n'obtient par-là que du soulagement, parce que la maladie n'est pas susceptible de guérison.

III. Je passe maintenant au diabète, maladie qui commence par une évacuation copieuse et fréquente d'urine; mais qui en augmentant produit l'exténuation, l'amaigrissement et le dessèchement du corps, et ensuite la fièvre lente et la colliquation.

On a soutenu que le diabète succède aux maladies du foie, à la suite desquelles il se fait dans la sang un épanchement de bile qui occasionne la dissolution des humeurs et l'écoulement excessif des urines. Mais en faisant une comparaison entre les effets du diabète et ceux de la jaunisse, on n'observe pas que les urines des diabétiques soient chargées de bile, comme celles des ictériques. L'eau sulfureuse, qu'on a trouvée efficace dans l'ictère, ainsi que je l'ai dit plus haut, n'est pas utile dans le diabète.

Le diabète a tous les caractères d'une maladie d'atonie ; il vient souvent à la suite des
maladies aigues ou de l'usage fréquent de ces
diurétiques , dont l'action relâche les branches
des artères émulgentes ou des canaux de Bel-
lini, qui étant une fois affoiblis reçoivent beaucoup de liquides. Dans le premier période de
la maladie , les urines sont incolores et lim-
pides comme de l'eau ; elles deviennent ensuite
épaisses, troubles, et déposent un sédiment blanc,
Le corps est alors privé de nourriture , et il en
résulte la consomption.

Il n'est pas difficile de concevoir quel doit être
le traitement du diabète. Il faut considérer dans
son premier période l'état de spasme des nerfs
et des vaisseaux des reins , ainsi qu'on l'observe
dans plusieurs femmes histériques. Les nerfs
commencent à s'affoiblir ; ils deviennent mo-
biles et sujets à des affections spasmodiques ; la
transpiration insensible diminue beaucoup, et
la masse des humeurs en est surchargée ; les
fluides sont alors dirigés vers les couloirs des
reins ; et il se produit une filtration continuelle
d'urine claire, aqueuse et insipide. On peut dans
cet état supporter la maladie pendant des années. Les praticiens ont maintenant observé que
le remède qui convient dans ce premier période, est l'opium à une dose très-modérée, mêlée à une potion d'herbes aromatiques. On relève par-là l'action nerveuse , on détruit la mobilité et le spasme des nerfs, on augmente la
circulation du sang, et on échauffe les malades,
dont la transpiration insensible est rétablie.

Mais lorsque l'affection diabétique a fait des
progrès, et que les urines sont mêlées avec des

· humeurs épaisses, elle doit être traitée par des remèdes toniques et astringens.

Il y a des médecins, très-estimés qui, ayant envie d'expliquer l'origine des maladies par la chimie, ont soutenu que le diabète n'est que l'effet de l'oxigénation du systême. La maladie commence, disent-ils, par une affection de l'estomac, qui ne se communique aux reins que par une sympathie particulière. L'appétit excessif des malades indique, selon eux, l'augmentation du ton de l'estomac, qui augmente l'action des reins, et rend les urines abondantes. Ils croient, en conséquence, que l'usage fréquent d'alimens qui excitent l'énergie de l'estomac, tels que les patates, les farineux, la bierre et tous les végétaux nourrissans, peut occasionner le diabète ; et que ces alimens contiennent une substance muqueuse, qui se combine avec l'oxigène et produit la matière sucrée, qu'on observe quelquefois dans les urines des diabétiques.

D'après ces principes, ils ont conclu que, pour guérir le diabète, il falloit empêcher la formation de la matière sucrée, en affoiblissant la force de l'estomac des malades, en évitant toute nourriture végétale et en leur ordonnant la diète animale et des substances alkalines ou calcaires. Ils soutiennent que c'est la diète animale qui désoxigène le systême ; et que les enfans sont naturellement portés à desirer les fruits, parce que leur estomac a besoin d'oxigène ; tandis que la nourriture végétale convient aux vieillards, dont l'irritabilité est languissante, et dont les organes peuvent seulement être excités par l'oxigène contenu dans les végétaux ;

enfin, que lorsque les urines des diabétiques sont abondantes, quoique privées de toute substance sucrée, elles indiquent aussi que l'estomac de ces malades est encore actif; et pour l'affoiblir, ils employent le sulfure d'ammoniaque.

Les bornes de ce Mémoire ne me permettent pas de réfuter en détail les principes et les inductions de ces médecins chimistes; mais je ne puis pas me dispenser de remarquer que l'appétit démesuré des diabétiques ne montre pas l'action augmentée de leur estomac; car on a aussi observé des personnes affectées d'obstructions ou de maladie de langueur, éprouver une faim vorace et en même tems une foiblesse dans tous les membres, tandis que leur pouls est lent et petit. Les enfans ne desirent pas les fruits à cause que leur estomac exige de l'oxigène, mais parce que les fruits et tous les acides végétaux rafraîchissent le sang et calment l'agitation de leurs nerfs, provenant de leur force vitale : ils ne peuvent pas supporter la nourriture animale, les substances aromatiques, le vin et les liqueurs. La nourriture végétale ne convient pas aux vieillards, parce que les herbes et les fruits détrempent trop leurs sucs gastriques, relâchent les fibres de leur estomac, et occasionnent souvent des dévoiemens. On peut de là déduire que les fruits et les végétaux sont nuisibles dans le diabète, à cause qu'ils émoussent la sensibilité nerveuse et augmentent la foiblesse; mais les alimens nourrissans, tels que les viandes, sont au contraire très-utiles.

Les expériences des chimistes modernes, qui démontrent que le sucre n'est qu'un oxide vé-

gétal à double base, c'est-à-dire, un oxide d'hydrogène et de carbonne, leur ont fait croire que
dans le corps des diabétiques les matières muqueuses des végétaux sont converties en matière
sucrée, par l'abondance de l'oxigène.

Mais il n'est pas nécessaire de supposer cette
opération chimique dans le corps humain. Plusieurs plantes, très communes en Europe, sont
propres à fournir un vrai sucre, qui ressemble
à celui que l'on tire des cannes ; et il paroît que
le suc sucré abonde plus ou moins dans les végétaux et dans les fruits qui servent de nourriture. Lorsqu'on digère bien, il ne se fait dans
l'estomac aucune combinaison semblable, et la
partie sucrée est déjà mêlée avec les autres substances. Or, la digestion est l'ouvrage des sucs
qui découlent continuellement des glandes de
l'estomac pour opérer la dissolution et le mélange des alimens : les sucs gastriques étant,
dans les diabétiques, changés ou altérés deviennent capables de séparer ou d'extraire la
matière sucrée ; celle-ci se mêle avec le chyle et
le sang, et une partie traverse les vaisseaux des
reins pour être évacuée avec l'urine. Cette matière sucrée existe donc toute formée dans les
alimens ; elle n'est pas une production qui se
fait dans le corps, ni l'effet de l'oxigénation du
sang des diabétiques.

Les anciens médecins ont mieux connu la
nature du diabète, que ceux dont je viens de
parler ; quelques-uns l'ont comparé à l'hydropisie, où les humeurs ne trouvant aucune issue
s'accumulent dans les cavités du corps, tandis
que dans le diabète les liquides prennent leur
cours vers les reins, et s'évacuent par la voie

des urines. Après l'état de spasme, ces organes
tombent dans l'atonie, les nerfs et les vaisseaux
se relâchent, et les urines deviennent épaisses ét
séreuses. Dans ce second période, la maladie
doit être traitée par des remèdes toniques et astringens. C'est d'après ce principe que le docteur
Mead ordonnoit le petit-lait avec l'alun, que
Surin conseilloit les eaux vitrioliques, et de Sau-
vages l'eau de chaux.

Mais de tous les moyens qu'on a employés,
l'eau de Pisciarelli mérite la préférence; les observations ont montré qu'elle est comme un
remède spécifique, c'est-à-dire, le plus avantageux que tout autre médicament connu jusqu'à présent. L'acide sulfurique, les sulfates
d'alumine, de fer et de chaux qu'elle contient,
sont fort toniques; leur action s'exerce d'abord
sur l'estomac, organe très-nerveux où ils produisent un stimulus qui se communique ensuite
aux nerfs et sur-tout à ceux des reins; ils rani-
ment le ton de leurs vaisseaux, trop relâchés et
trop affoiblis. La vertu des principes de cette
eau minérale consiste donc plutôt en ce qu'ils
affectent les solides et les font rentrer dans leur
état naturel, qu'en ce qu'ils corrigent les mauvaises dispositions des humeurs.

Outre cela les diabétiques ont un défaut de
transpiration; c'est pourquoi les médecins ont
employé des remèdes diaphorétiques légers.
C'est pour favoriser la transpiration et pour
relever le ton du système, que l'on fait encore
usage des bains d'eaux minérales.

Il ne faut pas oublier que les diabétiques
doivent s'abstenir de boire de l'eau; la boisson
qui leur convient est le vin pur. Ainsi les re-

mèdes adoucissans, les lénitifs, la diète lai-
teuse employés pour corriger l'âcreté des humeurs, les acides pour détruire l'acrimonie alkaline, et les mucilaginenx et les incrassans
pour guérir la dissolution colliquative du sang,
sont des moyens nuisibles qui affoiblissent davantage le systême du corps.

Lorsque la maladie est invétérée, que les
viscères du bas-ventre sont lésés, et que la consomption a augmenté au point de produire le
marasme, on ne doit pas entreprendre le traitement du diabète; l'eau de Pisciarelli seroit
même un moyen impuissant.

L'incontinence d'urine est distinguée du diabète. Elle ne suppose aucun vice dans les reins
ni dans l'urine. Cette maladie est occasionnée
par un vice de la vessie ou du sphincter. La
foiblesse des nerfs peut produire ou la contraction et le spasme de la vessie à laquelle le
sphincter n'oppose pas assez d'énergie pour
faire séjourner l'urine, ou le relâchement et la
paralysie du sphincter qui sert naturellement
de ressort, et ferme tout-à-fait l'ouverture de cet organe membraneux. Ainsi l'incontinence d'urine est toujours l'effet d'atonie.
Cette vérité est confirmée par l'observation, que
les affections soporeuses provenant de l'affaissement du cerveau, les paralysies, les diurétiques relâchans et d'autres causes pareilles peuvent donner lieu à l'écoulement involontaire
d'urine.

Dans ces derniers tems, on a beaucoup écrit
contre le systême du spasme; et Brown a attaqué Cullen avec l'arme du mépris et des sarcas-

mes. Cependant Brown soutient que les affections, spasmodiques ne sont que des maladies
esthéniques ; et l'on peut aisément démontrer
que la foiblesse des organes produit souvent des
spasmes et des rétrécissemens. Ainsi la foiblesse
et la mobilité des nerfs des intestins produisent
souvent les coliques et les jaunisses ; l'atonie de
l'urètre cause. la contraction habituelle du canal; l'affoiblissement du systême des nerfs occasionne souvent les convulsions ; et l'on observe
aussi dans plusieurs fièvres qu'il existe un état
de spasme dû à la même cause.

C'est la disposition particulière de l'organe
qui fait qu'une partie affoiblie se rétrécit quelquefois et d'autrefois elle se relâche.

Les praticiens les plus éclairés sont convenus
que les remèdes les plus propres pour guérir
l'incontinence d'urine, sont les astringens, les
aromatiques et tous ceux qui peuvent fortifier
l'organe membraneux. Les eaux minérales sont
aussi des remèdes efficaces ; elles sont utiles en
bains, et peuvent donner une énergie nouvelle à la vessie ; elles peuvent rétablir l'équilibre des fibres. Les douches sur la région de la
vessie peuvent encore relever son action. On
emploie aussi avec beaucoup d'avantage les injections d'eaux sulfureuses ou de celles qui
tiennent du carbonate de soude en dissolution.
Cependant on ne peut se flatter d'obtenir la guérison de l'incontinence d'urine dans les cas où
le sphincter de la vessie est relâché, au point
qu'il a tout-à-fait perdu son ressort, comme
dans le vieillard; les eaux minérales ne peuvent alors exciter une nouvelle force vitale.

IV. Il y a des cas d'hémorrhagies où l'eau
de

de Pisciarelli est très-efficace. Mais il faut d'a-
bord distinguer les différentes espèces de ces
maladies. Plusieurs médecins pensent que les
hémorrhagies sont généralement l'effet de la
pléthore et du ton augmenté des solides; c'est
pourquoi on les a appellées hémorrhagies actives. Ils croient que le système général acquiert
alors une addition de force dans tous les solides
qui se réunissent contre la partie où cette addition
n'a pas lieu; et que dans ce cas, le mouvement
progressif du sang augmentant, il se fait une
impulsion assez forte pour surpasser la cohésion
des vaisseaux. Il y a d'autres médecins, parmi
lesquels Brown, qui soutiennent que les hémorrhagies proviennent toujours de la foiblesse
du système; et que les tuniques des vaisseaux de
quelque organe se relâchant, il se fait un épanchement de sang.

Mais il n'y a rien de plus faux que de croire
ces maladies toujours occasionnées par le même
principe. L'expérience nous a appris que les
hémorrhagies sont quelquefois actives, d'autrefois passives; mais très-souvent elles ne sont
que l'effet d'une maladie organique provenant
de l'engorgement des vaisseaux ou d'un vice
local de l'organe affecté, ou enfin de quelque
autre obstacle qui intercepte le libre mouvement
du sang. Ainsi l'on a observé le flux de sang hémorrhoïdal dans des personnes très-fortes et
d'un tempérament sanguin; dans des cachéti-
ques sans obstruction, et très-souvent dans
celles qui avoient des engorgemens au foie.

Les hémorrhagies actives relèvent les forces
vitales opprimées par la surabondance du sang.
Dans les hémorrhagies passives, les vaisseaux

D

s'écartent ou s'ouvrent contre nature, parce qu'ils ont perdu leur force naturelle de cohésion, et ne peuvent pas résister aux mouvemens des fluides, quoique les forces vitales soient absolument diminuées. Enfin, dans les hémorrhagies organiques provenant d'une obstruction quelconque qui gêne le mouvement du sang, les parois des vaisseaux de la partie affectée souffrent une sorte de dilatation, et sont forcés à s'ouvrir. Ainsi l'hémorrhagie des narines provient souvent de l'engorgement des viscères de la poitrine ou du bas-ventre ; l'hémoptysie est l'effet des congestions ou des tubercules du poumon ; le vomissement de sang est causé par l'obstruction du foie, de la rate ou du pancréas ; et la ménorrhagie est souvent la suite de l'engorgement des vaisseaux ou de quelque tumeur de la matrice.

Il est aisé de concevoir que l'on doit traiter les hémorrhagies actives par des délayans ; les hémorrhagies passives par l'opium et par tous les remèdes fortifians ; et les hémorrhagies organiques par des remèdes fondans qui peuvent dissoudre les congestions.

La chimie fournit plusieurs remèdes fondans, qui, donnés à une certaine dose, sont des purgatifs ; mais qui, en dose foible, produisent de légères évacuations ou des altérations dans les organes : l'action des solides étant augmentée, ils brisent et mettent en fonte les humeurs épaissies et coagulées. Les eaux alkalines appartiennent à la classe des remèdes fondans, et leur bon effet est constaté par des observations.

L'eau de Pisciarelli ne convient aucunement dans les hémorrhagies actives ; elle est très-

utile dans les hémorrhagies passives ; elle devient quelquefois nuisible dans les hémorrhagies organiques, parce qu'il existe des amas de
sang ou d'humeurs épaisses dans les vaisseaux
de l'organe affecté.

Cette eau minérale est un remède tonique.
Mais ses minéraux astringens ne bornent pas
leurs effets à la partie lésée : en se mêlant à la
masse du sang, ils produisent une impression
générale ; c'est pourquoi, dans des personnes
d'un tempérament sanguin, ils peuvent encore
faire reparoître l'hémorrhagie.

Cependant il faut remarquer que, si l'on parvient à arrêter l'hémorrhagie active et à dissoudre les congestions qui causent les hémorrhagies organiques, l'eau de Pisciarelli peut
souvent produire un grand avantage. Il est assez
fréquent de voir que les hémorrhagies aigues et
actives deviennent chroniques ou maladies d'a-
tonie.

Plusieurs observations ont démontré l'utilité
de cette eau minérale dans les hémorrhagies
chroniques de la matrice, où il n'existoit aucune
tumeur.

Il est encore nécessaire de distinguer l'origine et la nature de l'hémorrhagie, lorsque le
sang coule par le canal de l'urètre. L'épanchement peut provenir des vaisseaux des reins ou
de ceux de la vessie. Dans le premier cas, les
malades ressentent une douleur aux lombes,
et le sang est fortement mêlé avec l'urine. L'eau
de Pisciarelli parvient facilement jusque dans
les papilles des reins ; ses principes peuvent re-
trécir les vaisseaux sanguins ouverts ; mais il
faut s'assurer qu'il n'y ait pas de calculs, car

dans ce cas les astringens sont toujours nuisibles. Lorsque l'hématurie provient de la vessie,
elle est souvent l'effet du rapport des hémor-
roïdes. Les eaux minérales styptiques ne peuvent être utiles que dans les cas où le flux de
sang par l'urètre n'est pas l'effet d'un échauffement ou de la pléthore, ni de quelque engorgement particulier.

L'eau de Pisciarelli qu'on a trouvée fort
utile dans les diarrhées chroniques où il y avoit
des évacuations de matières séreuses sanguinolentes, est toujours nuisible lorsque les malades
ont des déjections de matières épaisses, visqueuses, noires et assez semblables à de la poix.
Les anciens médecins croyoient que ces matières étoient de l'atrabile qui avoit contracté
une qualité corrosive et une acidité si forte,
qu'elle pouvoit ulcérer les parties molles. Les
médecins modernes, en suivant la doctrine de
Boërhaave, ont admis la bile noire, qui n'est
que la bile altérée, dégénérée ou corrompue.
Mais cette théorie a été ébranlée ; car on a nié
l'existence de l'atrabile, et l'on a soutenu que
les matières noires n'étoient que des caillots de
sang arrêtés dans des vaisseaux, et particulièrement dans les veines. Il se fait des engorgemens sanguins dans le tems où les forces commencent à décliner ; et il se produit, après le
déchirement des vaisseaux, des suppurations
dans le bas-ventre qui occasionnent ensuite la
fièvre lente et la consomption.

Mais, sans prononcer sur l'origine de ces évacuations noires, et sans vouloir établir le systême qui proscrit le nom d'atrabile de la médecine, on doit convenir que les remèdes as-

tringens sont toujours fort dangereux ; car il y
a lieu de craindre qu'ils ne retiennent dans
les intestins les matières âcres et dégénérées ,
qu'il faut expulser dn corps , ou que ces matières ne soient du sang corrompu ou de la bile
échauffée et durcie , qui devient de couleur
noire par le mélange d'autres matières. L'eau
de Pisciarelli ne, peut donc qu'être nuisible
dans la maladie noire. Le médecin ne peut dans.
ces cas que soutenir les forces des malades ,
leur faire prendre des toniques fort légers , tels
que l'infusion de quinquina et les acides minéraux bien délayés , en espérant que la nature se débarrassera de ces matières viciées.

V. L'eau de Pisciarelli est le vrai remède
anti-psorique. Il y a long-tems que le peuple
de Naples connoît l'utilité de cette eau minérale dans la gale, et généralement dans toutes
les maladies dartreuses et pustuleuses ; aussi
beaucoup de personnes vont à la source pour
y prendre des bains.

Il est connu que le petit peuple , contraint
de vivre d'alimens grossiers , se servant de
linges imprégnés de transpiration sordide, et
partageant le lit de ceux qui sont affectés de
gale , est très-sujet à cette maladie. La grosse
gale, où les pustules se remplissent ordinairement d'un pus blanc et se dessèchent en
formant des croûtes , se guérit très-facilement lorsque les malades se frottent avec la
fleur de soufre mêlée dans de la pommade.
L'humeur acrimonieuse ou visqueuse, provenant de la contagion, n'a pas encore poussé
des racines profondes; c'est pourquoi elle peut
facilement être corrigée et emportée par le

soufre. On guérit aussi avec assez de promptitude les maladies galeuses qui viennent à la suite de plusieurs maladies chroniques Cet effet a lieu lorsque la nature acquiert assez de vigueur pour expulser les matières acrimouieuses. En évitant les saignées, les purgatifs et tous les remèdes affoiblissans qui pourroient pousser de la circonférence du corps vers les parties intérieures le levain impur, âcre ou virulent; en travaillant à la dépuration du sang par le moyen de la fumeterre, de la salsepareille, du gayac ou par l'eau sulfureuse en boisson, et en faisant aussi des frictions de soufre, on parvient à guérir ces espèces de gale.

Mais il n'en est pas ainsi dans la gale sèche et prurigineuse, et dans la gale humide invétérée. Dans le premier cas, la matière impure, demeurant en stagnation dans les petits vaisseaux de la peau, produit des boutons durs et secs qui ne viennent presque jamais à suppuration.

Dans les gales humides confirmées par laps de tems, les malades tombent souvent dans un état de foiblesse; la circulation du sang est lente, le tissu de la peau devient spongieux et mou, et il s'y amasse beaucoup de matière corrompue ou de sanie.

L'eau de Pisciarelli a une vertu topique très-avérée; car elle détermine une action vive et constante aux fibres de la peau, et ride les pustules dont les humeurs croupissantes et visqueuses sont fondues en peu de jours.

Il se forme quelquefois des ulcères psoriques qui ne sont qu'une espèce d'ulcères corrosifs, d'où il coule une sérosité ichoreuse, qui par son âcreté ronge la peau. Ces ulcères diffèrent entr'eux par le plus ou moins d'altération que le tissu de la peau éprouve. Lorsque l'embarras des glandes cutanées est devenu très-considérable, les vaisseaux capillaires sanguins s'engorgent, les liquides qui y séjournent contractent de l'acrimonie, qui cause d'abord une cuisson vive, et ensuite un déchirement et une érosion.

Ces ulcères sont quelquefois une maladie purement locale occasionnée par la flaccidité du tissu de la peau ; aussi résistent-ils à l'usage des médicamens intérieurs le plus sagement combinés.

Lorsque les ulcères sont causés par la vérole, dont le virus laisse souvent des impressions dans le sang, on doit avoir recours à un traitement mercuriel.

Le médecin doit traiter les galeux par des remèdes intérieurs, parmi lesquels l'eau salfureuse produit de bons effets: Il ne faut pas promptement employer les topiques astringens, crainte de resserrer les orifices des vaisseaux excrétoires de la peau, et de répercuter la matière séreuse qui donne lieu aux accidens les plus sinistres. C'est assez d'arroser plusieurs fois par jour l'ulcère avec l'eau sulfureuse. Mais lorsque l'on voit que les ulcères dartreux sont rebelles et d'une difficile consolidation, et que l'on est assuré que l'on a dépuré le sang, on peut employer un remède tonique, tel que l'eau minérale alumineuse, dans laquelle on trempe long-tems la partie malade.

ARTICLE TROISIÈME.

De l'Eau ferrugineuse.

Les eaux minérales ferrugineuses sont très-utiles en différentes maladies. Dès les anciens tems on a employé le fer comme un remède fort analogue au corps humain; car on le trouve dans le sang et dans les solides, où il est introduit par les alimens et les boissons. Des médecins, ayant observé que le fer excitoit souvent les urines et les règles, et qu'il guérissoit encore les ménorrhagies chroniques et les flux de ventre les plus opiniâtres, ont distingué dans ce métal deux propriétés différentes : ils ont cru qu'il étoit tantôt apéritif et tantôt astringent. Cependant des observations plus exactes ont fait voir que le fer, dont le goût est styptique, n'est qu'un excitant ou fortifiant ; qu'il est un remède vif, échauffant qui élève le pouls et augmente le mouvement progressif du sang; et que c'est par cette propriété roborante qu'il excite le ressort des fibres des vaisseaux, dont l'énergie se rétablit ou s'augmente ; que les parties solides se rapprochent les unes des autres, et que les humeurs épaissies reprennent leur cours naturel. Ce n'est encore que relativement à l'état du malade que le fer, qui affermit les fibres, arrête les abondantes évacuations.

L'expérience a montré en outre qu'en prenant le fer broyé sur le porphyre ou sous forme de dissolution, il ne passe pas dans les secondes voies, et qu'il est rendu avec les excrémens.

C'est à-peu-près l'effet que l'on obtient en prenant de l'eau dans laquelle on a fait éteindre à
dessein un fer rougi au feu. C'est pour favoriser
cette introduction qu'il faut excessivement l'atténuer ; alors ses particules peuvent pénétrer
dans les vaisseaux sanguins. C'est là le principal
avantage des eaux minérales ferrugineuses. Il
existe beaucoup de ces eaux minérales. On a cherché si le fer s'y trouve dissous par l'action d'un
acide gazeux, ou bien s'il est décomposé sans
aucun intermède, mais par l'action seule de
l'eau qui pénètre dans les interstices de ce métal, et en produit une division extrême. En observant les eaux ferrugineuses que la nature
prépare en différens pays, on voit qu'elles contiennent constamment un acide, qui n'est le plus
souvent que l'acide carbonique. Quelquefois ce
gaz n'est pas abondant ; alors l'eau minérale
ne paroît pas gazeuse. Mais l'eau ferrugineuse
qui coule au pied du Mont-Echia à Naples, est
chargée de beaucoup de gaz acide carbonique,
qui ne sert pas seulement pour dissoudre le fer,
mais à charger l'eau ; de sorte qu'elle doit être
rangée parmi les eaux spiritueuses. Le fer s'unit
promptement au gaz acide carbonique, forme
du carbonate de fer, que l'eau tient en dissolution.

Le carbonate de fer est très-abondant dans
le cratère de Naples ; il est facilement décomposé par la chaleur et par l'action du feu, ainsi
qu'on l'observe souvent sur le Mont-Vésuve et
à la Solfatare, où il se dégage du gaz acide carbonique. Le carbonate de fer est converti en
oxide noir, dont on trouve une assez grande

quantité dans les matières volcaniques et dans le sable lancé à l'époque des fortes éruptions.

Mais pour ce qui regarde son usage comme médicament, les médecins trouvent qu'il présente beaucoup d'avantages; d'abord l'eau martiale préparée en y faisant éteindre du fer rougi au feu, où le fer est libre et nu, n'a pas la même activité que celle formée par l'action du gaz acide carbonique, qui le décompose parfaitement et le change en substance saline; c'est le carbonate de fer qui produit des agitations dans les solides de l'estomac et des intestins, tandis que le gaz facilite son passage dans les secondes voies. On a essayé de faire dissoudre le carbonate de fer par l'eau froide; elle le dissout imparfaitement et en très-petite quantité; et l'eau chaude encore moins.

Je crois indispensable de remarquer que les effets de l'eau ferrugineuse dépendent non seulement de l'action du carbonate de fer, mais de celle des autres principes salins qu'elle contient. On a fait en différens pays les analyses des eaux minérales ferrugineuses, et l'on n'y a jamais trouvé qu'une très-petite quantité de carbonate de fer. En effet, l'eau de Spa foible n'en contient que trois centigrammes ou demi-grain; et l'eau de Spa forte, le double. Il paroît que cette petite quantité de sel ferrugineux, parfaitement en dissolution dans l'eau, étant introduite dans les vaisseaux de la circulation, donne une certaine vigueur à tout le système. L'eau, chargée de cinq fois son volume de gaz acide carbonique, ne peut tenir en dissolution qu'une petite portion de carbonate de fer, dont

il se fait après quelque tems une précipitation
partielle ; mais il en reste toujours une quantité
à laquelle est dû son goût âpre et astringent. Au
reste l'eau ferrugineuse a différentes propriétés
médicinales, selon la quantité plus ou moins
forte du carbonate de soude et du carbonate
de magnésie qu'on y trouve. Les médecins doivent varier ces principes selon les maladies. On
a besoin quelquefois d'une eau ferrugineuse
purgative ; et il faut alors augmenter la quantité de magnésie, ou faire dissoudre dans l'eau
une dose convenable de sulfate de magnésie.
Lorsqu'on doit faire usage d'une eau ferrugineuse simplement tonique, je fais augmenter
la quantité du carbonate de soude. Enfin pour
empêcher le dépôt du carbonate de fer, il faut
préparer cette eau minérale peu de tems avant
d'en faire usage.

I. L'eau ferrugineuse est très-utile dans les
foiblesses d'estomac, qui occasionnent la perte
de l'appétit et les flatulences ; dans ces cas-là il
se forme des matières gluantes, épaisses, insi-
pides qui s'attachent aux parois de ce viscère ;
les alimens ne sont digérés que lentement et
avec peine. Les médecins emploient alors les
remèdes amers, particulièrement l'absynthe,
la rhubarbe et le quinquina. Mais on en obtient
aussi la guérison en prenant tous les jours à
dîner quelques onces d'eau ferrugineuse avec
du vin. Elle agit comme remède tonique, qui
excite la force des fibres de l'estomac, sans produire aucun dégoût ni mal de cœur, et dissout
les glaires qui tapissent ses membranes.

II. L'eau ferrugineuse est souvent utile dans
les obstructions des viscères du bas-ventre. Le

foie en est souvent attaqué ; mais on guérit ces
obstructions plus facilement que celles de la
rate et des glandes. Les liquides s'arrêtent d'a-
bord dans les petites artères, où leur mouvement est très-lent ; il se fait ensuite des com-
pressions sur les veines, qui dérangent la circulation ; et il se produit enfin un épanchement
dans le tissu cellulaire.

Les praticiens distinguent deux espèces d'obstruction ; la première est celle où l'organe est
affecté de tuméfaction, le tissu de ses vaisseaux
relâché et distendu, et où les parties les plus
fluides s'expriment et les plus épaisses sont arrêtées. La seconde est celle où l'organe est endurci,
sans qu'on y observe le moindre engorgement,
et où ses vaisseaux sont rétrécis par l'inaction
ou par l'inanition. Ce sont ces obstructions sèches
que l'on observe après les maladies aigues accompagnées de sueurs abondantes, ou après de
longues diarrhées.

L'eau ferrugineuse est très-efficace dans les
obstructions les plus évidentes et les plus dé-
cidées de la première espèce. Il est avantageux
d'en faire boire une pinte par jour, afin qu'elle
puisse nettoyer les premières voies et faire
couler les humeurs. Mais après quelques jours
on en fera prendre quelques onces avec du vin.
Les carbonates de fer et de soude passent promptement dans les vaisseaux sanguins, dont ils
excitent l'énergie ; le carbonate de fer n'a pas
la rigidité ou l'aspérité du fer en limaille. Par
l'action de ce remède, la force des fibres augmente et les humeurs arrêtées peuvent se dissoudre. Les veines étant délivrées de toute compression reprennent leur ton, et peuvent re-

pomper les liquides répandus dans le tissu cellulaire de l'organe obstrué. On a observé que le carbonate de fer, au bout de quelques jours, passe par les urines.

Mais l'eau ferrugineuse est toujours nuisible dans les obstructions sèches. Elle heurte les solides de l'organe, qui, en recevant l'effort, souffre des tiraillemens et des irritations. Les fomentations, les bains, le petit-lait, les clystères, les délayans et les émolliens en sont les meilleurs remèdes.

III. Il n'est pas facile de guérir l'obstruction des glandes ; c'est pourquoi les écrouelles résistent aux remèdes les plus actifs. Cette maladie a pour cause tout ce qui peut produire un épaisissement de lymphe qui engorge les vaisseaux des glandes, et affoiblit de plus en plus leur ressort. Les enfans qui vivent dans un air humide et mal sain, et qui se nourrissent habituellement d'alimens crus et indigestes, sont sujets aux écrouelles ; et ce vice provient de la lenteur et de la débilité du jeu des vaisseaux, qui produit un chyle cru et glutineux : ce caractère visqueux est transmis ensuite à toute la masse du sang. Il faut ajouter que la laxité et la mollesse des fibres qui ne peuvent pas soutenir les efforts nécessaires pour les actions de la vie, rendent imparfait l'ouvrage de la nutrition ; tout cela s'oppose à la dissipation du superflu des liquides. Cette lymphe épaissie produit les tumeurs froides qui surviennent aux jointures, mais particulièrement aux glandes du col et de la gorge. Lorsque la maladie a fait des progrès, les glandes du mésentère s'obstruent. Différens vices dans leur tissu produisent

des humeurs plus ou moins altérées; c'est pourquoi, lorsque les écrouelles suppurent, elles
ne dégénèrent point en cancer comme les squir-
rhes, la lymphe albumineuse qui croupit dans
les écrouelles étant moins dégénérée que celle
des tumeurs squirrheuses. Il existe cependant
une espèce d'écrouelles qui s'approche beaucoup du squirrhe.

Si l'on ne traite pas les écrouelles dès leur
commencement, il est difficile d'en obtenir la
résolution. Le lait, les acides et tous les alimens
qui entretiennent les crudités des premières
voies, ne conviennent aucunement. Les saignées
ne pourroient rien contre la paresse des fibres
et la ténacité des humeurs. Les purgatifs ne
conviennent pas non plus; et si l'on en avoit
besoin pour débarrasser les premières voies,
on ne donneroit aux malades que quelque petite médecine. Les remèdes mercuriels sont
généralement pernicieux ; ils ne font qu'accélérer la suppuration. Cependant de tant de
remèdes essayés, il n'y a que les plantes anti-
scorbutiques, les infusions de salsepareille, de
gayac et de sassafras, ou une dose très-modérée d'antimoine diaphorétique, qui aient eu
beaucoup de succès. L'usage constant et très-
long de l'eau ferrugineuse fait souvent dispa-
roître les glandes engorgées, particulièrement
lorsque la tumeur est récente, ronde et mé-
diocrement dure, et que le malade est jeune
et fort. Cette eau minérale a encore des avantages sur l'antimoine, en ce qu'elle n'échauffe
pas les malades. Plusieurs observations ont
prouvé que les écrouelles des enfans se dissi-
pent, quand il leur survient des boutons sur le

visage on des croûtes sur la tête ; ces éruptions
sont une espèce de crise qu'on doit aider par des
remèdes qui puissent déterminer les humeurs
à la surface du corps. Les bains d'eaux minérales sont utiles comme remède tonique universel. Si la lymphe épaissie se jette sur les
jointures, les douches d'eaux minérales dissi-
pent ces engorgemens.

IV L'eau ferrugineuse est encore utile dans
la chlôrose, maladie assez familière aux filles
nubiles, et dans laquelle les règles diminuent,
retardent ou se suppriment. Lorsque le pouls
devient petit et fréquent, la maladie est appelée fièvre blanche.

Quelques médecins ont distingué deux espèces de pâles-couleurs; celle qui est occasionnée par la constriction des vaisseaux de la matrice, et celle qui n'est que l'effet de leur foiblesse. Dans ce dernier cas le tissu cellulaire se
remplit de sérosité vicieuse : on a nommé cet
état pléthore, et l'on n'a pas hésité de prescrire
des saignées, le petit-lait et le lait d'anesse. Mais
cette distinction ne change pas la nature de la
maladie, dont la cause est toujours la diminution de l'énergie des fibres. C'est par cette débilité que les vaisseaux utérins ont quelquefois
des constrictions, et d'autrefois des distensions
par relâchement; mais, dans les deux cas, ils
manquent de force pour faire couler le sang.

Les observations journalières ont prouvé que
les eaux ferrugineuses sont presque spécifiques
dans la chlôrose. Elles exercent d'abord leur
action dans les premières voies ; elles fortifient
les solides et atténuent les glaires contenues
dans l'estomac. En pénétrant dans la masse du

sang, elles stimulent légèrement les vaisseaux, ouvrent les voies urinaires, et provoquent le flux des urines et le flux menstruel. Dans des personnes délicates, dont la poitrine est foible, les nerfs sont très-faciles à irriter ; il faut, dans ce cas, faire prendre de l'eau ferrugineuse en moindre quantité, en favorisant le traitement par un exercice modéré, et en faisant respirer aux malades l'air de la campagne.

V. Voyons maintenant quel rôle peuvent jouer les eaux minérales dans l'asthme, où les malades sont tourmentés de tems à autre de difficulté de respirer, accompagnée d'une sensation de resserrement dans les parties voisines du cœur, qui menacent de suffocation.

La respiration va d'accord avec la circulation générale et avec la circulation partielle, qui se fait par les poumons, dont les parties membraneuses se distendent pour faire entrer l'air, qui, à son tour, aide le mouvement du sang dans les vaisseaux artériels et veineux, et communique au corps le fluide vital. Mais aussitôt que la dilatation et la contraction de la poitrine et du poumon sont gênées, ou que l'entrée et la sortie de l'air éprouvent des obstacles, le mouvement du sang devient languissant, et il se produit une espèce d'anxiété. L'asthme indique toujours quelque délâbrement des organes de la respiration.

Les médecins ont généralement distingué l'asthme humoral de l'asthme convulsif ; car on observe que l'accès se termine quelquefois par une expectoration abondante de matières muqueuses, et d'autres fois il n'y a qu'une constriction spasmodique des nerfs qui servent à la respiration, sans

aucune

aucune expectoration. Mais cette différence n'influe pas sur le traitement de la maladie; et les médecins ne doivent regarder que les causes qui peuvent produire le spasme contre nature dans les nerfs du poumon. Ces constrictions nerveuses peuvent maintenant être occasionnées par des éruptions rentrées, telles que la gale, l'érysipèle, l'âcreté et la sueur des pieds repercutée ; les humeurs morbifiques ou excrémentitielles se dirigent quelquefois sur les nerfs et les organes de la poitrine. L'asthme est encore causé par l'atonie des nerfs du poumon, qui occasionne la disposition à éprouver tout-à-coup des contractions.

Les moyens de traiter les accès d'asthme sont généralement connus. L'opium, l'éther et tous les remèdes anti-spasmodiques sont d'une si grande efficacité, qu'on ne connoît rien de mieux pour en arrêter le paroxysme. Les clystères émolliens et l'immersion des pieds dans l'eau modérément chaude produisent encore de fort bons effets.

La saignée est généralement nuisible ; elle rend souvent l'accès plus opiniâtre ; cependant il y a des cas où l'application des sang-sues à l'anus a beaucoup soulagé les malades ; et ce remède peut être utile à des personnes qui ont souffert un flux de sang hémorrhoïdal, dont la suppression en produit la surabondance dans le système vasculaire, et le fait refluer du côté du poumon.

On emploie très-communément, après le paroxysme, les émétiques et les purgatifs ; mais cette méthode est aussi monstrueuse que funeste ; les malades succombent plus prompte-

E

ment qu'ils ne l'auroient fait, si l'asthme avoit
été négligé.

Les praticiens les plus distingués ne font
usage que de remèdes qui peuvent relever le
ton du systême ou de ceux qui ont des qualités diaphorétiques et diurétiques. Ce principe
a fait connoître l'utilité des eaux minérales.

Les asthmes, causés par une matière impure
rentrée, sont avantageusement traités par l'eau
sulfureuse en boisson. Ce remède produit une
agitation modérée dans le sang, et dirige d'une
manière douce et tempérée les humeurs vers
la surface ; par là les matières nuisibles peuvent
s'évacuer par les émonctoires de la peau, particulièrement lorsqu'on en fait usage en été, où
la température aide son action. Outre cela l'eau
sulfureuse n'a pas les inconvéniens de ces remèdes énergiques, dont l'efficacité dépend d'une
irritation puissante sur les nerfs, qui rend
souvent nuisibles les remèdes antimoniaux ordonnés même avec circonspection.

Il faut long-tems continuer l'usage de l'eau
sulfureuse, et il ne faut pas croire que la quantité des urines puisse faire promptement dégager cette âcreté, qui, étant en circulation, se
jette souvent au poumon. On peut prouver
cette vérité par des observations, que les fleurs
de soufre ont guéri plusieurs malades attaqués
d'asthme.

Mais l'asthme est encore excité soit par l'embarras de l'estomac, où il se trouve une humeur
gluante visqueuse, une espèce de mucosité qui
ne se détache qu'avec peine, soit par un épaisissement de la lymphe qui s'arrête dans les petits
vaisseaux, et enfin même par la foiblesse et la

mobilité des nerfs du poumon. On a besoin, dans ces cas, d'un remède tonique qui relève d'abord la force de l'estomac et du système. On obtient cet effet par l'eau ferrugineuse, qui peut dissoudre les matières muqueuses et la lymphe épaissie.

Il faut prendre les eaux minérales après les premiers accès d'asthme ; car lorsqu'il a duré long-tems, ces remèdes sont bien peu puissans : les malades deviennent susceptibles d'en être attaqués, et le moindre changement dans la température de l'air en produit un nouveau paroxysme.

Lorsque la maladie augmente, les médecins ont recours au savon médicinal, à la gomme ammoniaque, à la racine de scylle et à d'autres remèdes actifs. Les vésicatoires aux bras, dans tous les cas, sont très-utiles. Pour espérer les effets de tous ces remèdes avantageux, il faut que le poumon conserve une certaine énergie. Si le malade a l'œdème aux pieds et aux jambes, si le poumon s'engorge et s'il en résulte une extravasation de sérosité dans la poitrine, la maladie devient toujours fatale.

VI. On emploie enfin l'eau ferrugineuse dans les hydropisies où il abonde des humeurs séreuses qui s'extravasent dans quelque cavité du corps. L'humeur remplit souvent tout le tissu cellulaire, ce qui constitue la leucophlegmatie et l'anasarque.

Quelques médecins ont soutenu qu'il falloit d'abord déterminer avec précision si l'hydropisie n'est que l'effet du relâchement des fibres, si elle vient à la suite d'une obstruction décidée de quelque viscère du bas-ventre, ou si elle

n'est causée que par le défaut de consistance
des fluides, ou par la dissolution du sang, qui
devient susceptible de s'échapper sous forme
séreuse. Ils ont cru que l'on ne pouvoit employer l'eau ferrugineuse que dans le cas où
la maladie est l'effet de la foiblesse des fibres
et des vaisseaux ; que, lorsqu'il existe une forte
obstruction, il falloit faire usage des remèdes
fondans les plus actifs ; et que, dans le cas de
la dissolution des fluides, les remèdes ingras-
sans étoient très-utiles.

Il est aisé de démontrer que les hydropisies
viennent toujours à la suite de l'atonie des solides, et particulièrement des petits vaisseaux.
Les extrémités des artères et des veines se relâchent ; et tandis que l'évaporation est très-
abondante dans les cavités internes, les veines
n'ont pas la force de pomper cette grande quantité de vapeur, qui se condense sous forme
liquide.

On peut facilement concevoir pourquoi les
hémorrhagies et les diarrhées chroniques, les
fièvres continues ou intermittentes opiniâtres,
et d'autres maladies de semblable nature, dis-
posent très-souvent à l'hydropisie. Les praticiens ont observé que cette maladie peut encore
être produite par l'action très-subite de l'air
froid sur le corps. Le froid rigoureux enlève
le calorique et abat tout-à-coup l'énergie du systême. C'est encore l'atonie des solides qui rend
le corps de l'hydropique comme une véritable
éponge, susceptible de pomper l'humidité de
l'air ; c'est pourquoi ceux qui vivent dans des
maisons humides et dans des lieux marécageux,
sont très-sujets à l'hydropisie, parce que leur

corps est comme plongé dans un bain de vapeurs froides, qui produisent le relâchement de
la peau. La transpiration est retardée à cause
de la foiblesse des vaisseaux artériels exhalans,
tandis que les veines absorbent beaucoup d'humidité de l'air environnant; c'est tout le contraire dans les vaisseaux internes, où les extrémités des artères suintent beaucoup d'humeur,
qui ne peut pas être repompée par les veines.
Enfin c'est par la diminution du ton des vaisseaux que les humeurs deviennent gluantes, et
produisent des engorgemens dans les viscères
du bas-ventre. En d'autres cas, le défaut de
consistance du sang succède à la foiblesse des
solides; en effet, le sang ne prend sa consistance naturelle que par l'énergie des fibres, et
par les pulsations pleines et fortes des artères.
Aussitôt que les forces vitales diminuent et que
les pulsations des vaisseaux artériels sont petites et lentes, le sang ne peut plus avoir un
mouvement vif, et il devient séreux.

On peut conclure de-là que l'hydropisie, une
des maladies très-dangereuses parmi les affections chroniques de langueur, est toujours une
maladie atonique. On doit la traiter par des
évacuations abondantes du ventre, en augmentant les urines par le moyen des diurétiques et
en relevant l'énergie des solides; car, si les humeurs peuvent se ramasser de nouveau, la cure
est nulle.

L'eau ferrugineuse remplit ces objets au commencement de la maladie; en en buvant tous
les matins quelques verres, elle purge abondamment. Il faut bien connoître le tempérament
et l'état des forces vitales du malade; car une

E 3

dose modérée d'eau ferrugineuse est suffisante
pour produire de grands effets dans les personnes faciles à émouvoir. Cependant on doit
tâcher de déplacer promptement les humeurs
ramassées, afin que les vaisseaux qui les contiennent ne se relâchent pas davantage. D'ailleurs l'action du gaz acide carbonique augmente
les urines ; et les carbonates de fer et de soude
produisent un stimulus sur les fibres des intestins et des vaisseaux, pour en relever le ressort.
L'eau ferrugineuse est utile dans les différentes
espèces d'hydropisie, qui ne varient entr'elles
que par le lieu d'où le torrent vaporeux s'exhale sans être repompé. Les hydropisies de poitrine sont plus rebelles que les autres ; mais
l'anasarque est le moins à craindre ; c'est
pourquoi on en obtient facilement la guérison
en prenant pendant quelques jours de l'eau
ferrugineuse, qui évacue la sérosité épanchée
dans le tissu cellulaire.

Lorsque cette eau minérale produit des selles
abondantes et que l'enflure ne diminue pas, il
faut en discontinuer l'usage. On doit alors employer les diurétiques et les excitans actifs,
parmi lesquels la scylle et les infusions fortes de
gayac et de sassafras méritent la préférence. Si
l'on voit qu'il y ait des engorgemens marqués au
foie ou à quelque autre organe de l'abdomen,
on peut employer l'antimoine diaphorétique,
qui aura beaucoup de succès lorsque la maladie
a été précédée d'éruptions rentrées ou d'âcreté
dans les humeurs ; car dans ces cas les particules acrimonieuses resserrent les vaisseaux,
occasionnent l'épaisissement de la lymphe et
l'engorgement des organes. L'exercice et les re-

mèdes fortifians sont encore des moyens efficaces pour rétablir l'équilibre de la transpiration et de l'absorption.

Les observations que je viens de faire sur l'hydropisie ont encore lieu dans cette maladie, où le canal alimentaire a perdu son énergie et où les gaz distendent les intestins. C'est la tympanite que l'on croyoit autrefois engendrée par l'accumulation de l'air atmosphérique ; mais qui n'est causée que par la foiblesse des fibres des intestins, où les fluides élastiques n'ayant presque plus de barrière se dilatent excessivement. On trouve la base des gaz dans les alimens ; le calorique s'en empare et leur rend la forme gazeuse.

Il est aisé à démontrer que cette maladie est généralement l'effet de l'atonie. En effet, les coliques, les alimens crus, flatulens et fermentescibles, les purgatifs réitérés et le défaut ou l'inertie de la bile, qui ne sont que des causes affoiblissantes, peuvent engendrer la tympanite.

L'eau ferrugineuse, ayant une action tonique permanente, peut exciter dans ce cas le mouvement péristaltique des intestins. Ce remède est généralement utile dans la tympanite ; mais lorsqu'on ne peut par ce moyen obtenir la guérison ni la diminution de la maladie, les médecins ont trouvé par l'expérience que l'usage de la rhubarbe, de l'absynthe, du savon, du quinquina, des aromatiques, du laudanum liquide de Sidenham, et d'autres remèdes fortifians, ont produit de bons effets.

L'application de la neige sur l'abdomen a été quelquefois utile ; et l'on doit cet avantge à l'action du froid qui enlève une portion de calorique et diminue le volume des gaz intestinaux. Cependant les praticiens ont observé que les bains topiques d'eau minérale ont été encore plus efficaces ; car c'est la chaleur qui détruit les crispations spasmodiques des fibres, tandis que les minéraux, en s'introduisant dans le corps, rétablissent le ton naturel des organes.

On ne peut espérer aucun avantage de l'eau ferrugineuse, lorsque dans la tympanite les fluides élastiques ont pénétré dans les tuniques des intestins, et même dans la cavité de l'abdomen, c'est-à-dire, lorsque la tympanite intestinale a changé en tympanite abdominale ; car il existe alors le plus haut degré d'atonie.

J'ai parlé jusqu'ici de trois espèces d'eaux minérales ; je passe maintenant à l'examen de l'eau de Gurgitelli ou alkaline, qui coule dans l'île d'Ischia.

ARTICLE QUATRIEME.

De l'Eau de Gurgitelli ou alkaline.

L'île d'Ischia, que les anciens appeloient Enarie ou Pythecuse, réunit un grand nombre d'eaux minérales, de bains de vapeurs et de sables chauds. La plupart des écrivains qui en ont parlé, ont cru qu'elle fut anciennement détachée du continent, ainsi que les autres îles du golfe de Naples, par des tremblemens de terre. Ainsi ils ont soutenu que l'île de Caprée fut séparée du cap Minerve ; l'île de Nisida, du cap Pausylippe ; et les îles de Procida et d'Ischia, du cap Misène.

Cette opinion sur l'origine des îles presque contiguës au continent peut être vraie dans plusieurs cas ; mais lorsqu'il est question de celle d'Ischia, elle n'a aucune probabilité. Son sol volcanique, ses minéraux, ses laves, ses eaux thermales, sa sommité la plus élevée, que les anciens appeloient Epomée ou Epopée, et qui jadis étoit un volcan, sont autant de preuves que, loin d'être un rocher détaché du continent, elle est plutôt le produit d'une éruption sous-marine.

On peut en dire autant des autres volcans des champs Phlégréens et du Vésuve même, où l'on ne remarque point de couches régulières comme dans les autres montagnes. Il y a lieu de présumer que la Méditerranée occupoit anciennement une grande partie de la Campanie, comme la mer Adriatique couvroit les plaines de la Pouille. Tout concourt à prouver que les feux souterrains en agissant contre les parois des vastes cavernes sous-marines, qui leur servoient de prisons, brisèrent les barrières qui s'opposoient à leur issue, et élevèrent par leur explosion ces montagnes volcaniques.

Plusieurs physiciens modernes soutiennent que, dans la formation des volcans et dans les conflagrations dont on parle, le fluide électrique joue un grand rôle ; que ce fluide étant accumulé dans le sein de la terre, entravé et troublé dans son équilibre, s'élance avec force dans la région des nuages, produit des tremblemens de terre, et peut élever des masses énormes de matières. En effet, les mugissemens, les coups de tonnerre qui partent du sein du Vésuve, les fréquens éclairs que l'on voit vers la

base de la grande colonne de feu, au milieu
des fumées et dans le gros nuage noir à l'époque
des grandes éruptions, montrent assez l'origine
électrique de ces phénomènes. Quelque en soit
le principe, il est certain qu'il se fait des ex-
plosions subites de feu au-dessous du fond des
mers. On explique par-là pourquoi on a quelquefois, comme dans l'île d'Ischia, observé des
coquillages parmi les matières lancées par les
volcans.

Les médecins ont très-souvent employé en
boisson et en bain les eaux minérales d'Ischia,
particulièrement celles d'Olmitelli, del Capone,
de Castiglione, de Citara et de Gurgitelli; mais
des expériences nombreuses ont démontré que
cette dernière est la plus efficace, parce qu'elle
tient en dissolution une plus grande quantité
de minéraux que les autres.

L'eau de Gurgitelli est thermale ; et quoique
sa chaleur ne soit pas au-dessus de cinquante
degrés du thermomètre de Réaumur, elle a
cependant à sa source une agitation ou une espèce d'ébullition provenant du dégagement du
calorique et d'un fluide gazeux, qui n'est que
le gaz acide carbonique. Ses principes fixes sont
particulièrement le carbonate de soude et le
muriate de soude.

J'ai fait préparer l'eau de Gurgitelli, en faisant dissoudre, par le moyen du gaz acide carbonique, le carbonate de soude, le muriate de
soude et le sulfate de chaux, dans les proportions suivantes : chaque bouteille, de six cent
onze grammes quatre cent quarante milligrammes (vingt onces) d'eau, contient deux grammes six cent cinquante milligrammes (cin-

quante grains) de carbonate de soude ; cinq
cent trente milligrammes (dix grains) de muriate de soude ; deux grammes cent vingt milligrammes (quarante grains) de carbonate de
chaux ; un gramme soixante milligrammes de
magnésie. Je fais dissoudre ces minéraux dans
l'eau par trois ou quatre fois le volume de gaz
acide carbonique , lorsqu'on doit boire de l'eau
de Gurgitelli pour des maladies internes.

Il existe dans plusieurs pays des eaux minérales qui tiennent du carbonate de soude en
dissolution, notamment l'eau de Vichy ; mais
l'eau de Gurgitelli en contient beaucoup plus.
On en fait généralement usage à Naples , dans
la ville et dans les hospices. On s'en sert en
boisson, en bains et en douches. Je vais parler
des différens cas où les médecins et les chirurgiens l'ont employée avec beaucoup de
succès

I. Les médecins qui ont écrit sur les eaux
minérales d'Ischia, conviennent qu'elles sont
généralement utiles dans la nephrétique calculeuse, sur-tout l'eau de Gurgitelli.

En réfléchissant sur la nature et les causes
qui produisent cette maladie, et en considérant les expériences faites sur les calculs des
reins et de la vessie , l'on reconnoît que l'eau
de Gurgitelli contient des principes qui peuvent
dissoudre et entraîner les concrétions calcu-
leuses formées dans le bassinet des reins.

Il n'est pas facile de déterminer les causes
éloignées de la gravelle; l'usage de tel ou tel ali-
ment, l'observation de tel ou tel régime n'en ex-
pliquent pas suffisamment l'origine. Cependant

les observations suivies des praticiens ont démontré que cette maladie est très-ordinaire dans les personnes d'un naturel foible, et qui ont un défaut de ton dans le système des solides, qui donne naissance dans les vaisseaux à une sérosité visqueuse ou à une espèce de mucilage. Cette foiblesse a particulièrement son siège dans les nerfs et dans les vaisseaux des reins ; et lorsque le sang, apporté par les artères, rallentit son mouvement progressif et s'arrête dans les veines, la sérosité filante et limoneuse agglutine les principes salins qu'elle contenoit. D'ailleurs, il est connu que les calculs sont composés d'un acide particulier, qu'on a nommé acide lithique. L'urine le tient en dissolution ; et lorsqu'il est trop abondant, il produit des concrétions en se combinant avec cette substance animale mucilagineuse, dont je viens de parler. On comprend facilement pourquoi l'urine des calculeux est constamment glaireuse. Elle l'est quelquefois à tel point, qu'elle paroît contenir du pus.

De même que la lessive de soude fond en quelques jours les petits calculs formés d'acide lithique ; ainsi l'eau de Gurgitelli, en pénétrant dans le sang, fait arriver jusqu'aux reins le carbonate de soude qu'elle contient. Des observations faites sur des personnes qui buvoient de l'eau de Gurgitelli pour des gonorrhées habituelles, ont démontré l'existence du carbonate de soude dans les urines.

Comme la fonction principale du médecin consiste à proportionner les remèdes aux circonstances d'une maladie, circonstances accompagnées de symptômes extrêmement variés, il

est nécessaire de distinguer dans la nephrétique
calculeuse deux périodes différens , celui du
paroxysme aigu , qui trouble l'économie des
fonctions vitales par des douleurs et des constrictions spasmodiques qui agitent le système
nerveux ; et celui où les spasmes sont calmés,
et où les malades éprouvent des douleurs ob-
tuses. Il est facile de concevoir que dans le premier période on ne doit pas recourir aux eaux
minérales ; mais qu'il faut tâcher de détendre
et de calmer les nerfs par des bains ou des
demi-bains d'eau chaude , par des fomentations
d'herbes émollientes , par des clystères laxatifs ,
par des tisanes anodynes et par une saignée locale à l'anus ; moyens qui peuvent dissiper ou
soulager la violence de la maladie. On est encore souvent obligé d'employer l'opium à une
dose qui convient à l'âge , au tempérament et
aux circonstances du malade.

Mais , lorsque les symptômes du spasme sont
dissipés, l'eau de Gurgitelli est propre à résoudre les calculs qui causoient ces accidens.
On en prend huit ou dix onces par jour ; cette
dose en fait un diurétique assez actif. Les
humeurs du malade sont quelquefois acrimonieuses ; le médecin alors est obligé de diminuer la quantité de cette eau minérale.

Les observations nous ont encore appris que
l'eau ferrugineuse est très-utile pour dissoudre
les substances muqueuses qui dominent dans le
système vasculaire des nephrétiques , et empêcher par-là le retour de la maladie ; en effet,
rien n'est plus facile qu'une nouvelle production de gravelle, lorsque le ton des fibres n'est
pas assez relevé.

Pour rendre l'action de l'eau minérale arti-
ficielle plus efficace que celle de l'eau de Gurgitelli, j'ai fait préparer une eau chargée de
carbonate de soude et de carbonate de fer. On
doit la considérer comme très-active pour des
personnes chez lesquelles l'affoiblissement des
solides et l'épaisissement des fluides sont très-
marqués.

L'eau de Gurgitelli et l'eau ferrugineuse sont
donc des remèdes qui peuvent détruire la nephrétique calculeuse et servir même de préser-
vatif à cette maladie, en relevant l'énergie du
système et en détruisant la viscosité des fluides.

II. On emploie l'eau de Gurgitelli dans les
ulcères internes et externes. Plusieurs expériences en ont démontré l'utilité.

L'eau de Gurgitelli est d'une grande efficacité
dans la suppuration des glandes du mésentère,
qui quelquefois s'engorgent, s'endurcissent et
produisent enfin du pus qui se dépose dans les
intestins et sort par le rectum. Cette eau minérale en boisson s'introduit aisément dans les
veines lactées, et parvient à la partie ulcérée ;
après qu'on en a fait un long usage, les vaisseaux et les nerfs reprennent peu à-peu leur ton,
et l'ulcère se cicatrise. Cette guérison s'obtient
lorsque la maladie n'a pas fait beaucoup de
progrès, lorsque les suppurations ne sont pas
multipliées, et que la fièvre lente n'a pas causé
une hétisie mésentérique.

Cette eau minérale est utile dans les suppurations des reins, que causent fréquemment les
calculs. Les vaisseaux de ces organes étant distendus, le sang s'y extravase, s'altère, et il en
résulte des ulcères qui deviennent quelquefois

considérables. On en peut attendre la guérison ;
en buvant tous les jours deux verres de cette
eau minérale coupée avec du lait.

Il se produit encore des ulcères dans les tu-
-niques de la vessie ; les urines sont alors mêlées
avec du pus de mauvaise odeur, que l'on ne
doit pas confondre avec les matières glaireuses.
L'inflammation particulière de cet organe et les
calculs qui en déchirent les membranes, occasionnent ces ulcères, qui font souffrir beaucoup
les malades lorsque les urines y séjournent. Pour
traiter convenablement cette maladie, il faut
faire pendant long-tems, dans la vessie, des injections d'eau de Gurgitelli ou de Vichy, coupée
avec de l'eau.

Avant que de faire l'injection, on doit
faire uriner le malade, afin que l'eau minérale
puisse agir efficacement sur les membranes de
la vessie. Il faut doucement pousser l'injection
pour éviter la douleur, qui viendroit à la suite
d'une extension trop subite de cet organe. Les
chirurgiens ont observé qu'il est nécessaire qu'il
y ait toujours dans la vessie au moins autant
d'injection que d'urine, qui seule pourroit produire des irritations sur les fibres de l'ulcéré.
Il y a des cas où la vessie est dans un état de
contraction violente ; il faut alors diminuer la
quantité de l'eau minérale.

Il y a des ulcères de la vessie qui ne sont pas
guérissables, lorsqu'ils surviennent à des sujets
affectés de quelque vice particulier ou d'une
atonie organique. Le pus est alors de mauvaise
qualité, et forme, en rongeant, des sinuosités. Il
en est de même de ces ulcères qui succèdent à
une violente inflammation des tuniques de la

vessie. Les injections d'eaux minérales deviennent insuffisantes, et les malades meurent dans le marasme.

III. Les chirurgiens font encore beaucoup d'usage des bains de cette eau minérale pour guérir plusieurs sortes d'ulcères, qui, quoique paroissant de différentes espèces, appartiennent toujours à la même classe, ainsi que je vais l'expliquer.

1°. Les ulcères sordides produisent une grande abondance de matière plus ou moins fétide, glutineuse et grumelée, qui en empêche la guérison. Cette suppuration vicieuse dépend de l'inertie et du défaut d'action des solides.

L'effet de cette eau minérale provient d'abord du carbonate de soude, dont les parties sont attirées par les substances animales; et le muriate de soude, qui n'est qu'un sel anti-septique, défend ensuite les matières animales de la putréfaction.

2°. Dans quelques ulcères d'atonie, il arrive souvent que les matières ne peuvent pas être facilement enlevées par le bain d'eau minérale. On a quelquefois réussi à les détacher des parties où elles adhéroient, par l'action des douches qui font dégorger les chairs molles et abreuvées de sérosité vicieuse.

3°. Le pus qui croupit dans l'ulcère et qui y contracte des qualités malfaisantes, peut quelquefois être absorbé; il est repris et emporté dans les vaisseaux de la circulation. En général, plus les matières ont séjourné dans des plaies, plus elles sont altérées et plus la résorbtion devient funeste. Une fièvre accidentelle, des pansemens peu méthodiques et d'autres causes

peuvent

peuvent occasionner cette résorbtion. On peut
employer dans ce cas les bains et les douches
d'eau thermale sulfureuse ou alkaline qui ra-
niment le système général et la partie ulcérée,
de sorte que la suppuration peut reprendre.

4°. Dans les ulcères invétérés, il n'y a aucun
remède qui soit plus efficace que les bains d'eau
de Gurgitelli. Il y a des médecins qui ont
soutenu qu'il est très-dangereux de guérir les
vieux ulcères, parce que la suppression subite
d'un écoulement ancien et abondant pourroit
être suivie de maladies très-graves, telles que
les vertiges, les céphalalgies, les fièvres, les
épilepsies, etc.; et que ces ulcères se montrent
rebelles à cause que la nature se débarrasse
d'humeurs acrimonieuses.

Mais d'autres praticiens prétendent au contraire que les matières que rendent les ulcères,
n'ont jamais existé dans le sang. En effet, il
n'est pas possible de croire que ces substances
âcres, corrosives et puantes, puissent exister
dans les vaisseaux sanguins sans produire les
plus grands désordres dans l'économie animale.
Il n'y a donc dans les fibres et dans les vaisseaux d'un ulcère qu'une diminution de ressort, dont les différens degrés occasionnent les
diverses altérations des humeurs qui s'y jettent;
et comme un écoulement continuel, abondant
et très-long, produit la dissipation du suc nourricier, l'amaigrissement du corps, et détruit
l'énergie du système, c'est une forte raison pour
que l'on cherche à guérir les ulcères invétérés,
quelle que soit leur étendue.

Si c'est un ulcère à la jambe, le malade pren-
dra tous les jours un bain local de deux ou trois

F

heures, en plongeant la jambe dans l'eau de Gurgitelli,

Quelques médecins ont employé, dans le tems du traitement, des purgatifs pour débarrasser le corps des humeurs morbifiques, qu'ils croyoient devoir refluer dans la masse du sang; d'autres ont proposé d'établir un cautère pour diminuer la quantité des fluides augmentée par ce reflux, et pour faire évacuer cette matière; mais rien n'est plus mal imaginé que cette méthode. Les purgatifs chez des personnes exténuées par l'écoulement chronique d'un ulcère ne seront que préjudiciables. Au lieu d'affoiblir les malades par des évacuations, il faut leur ordonner un régime nourrissant, autant que leurs forces le permettent. Il est encore nécessaire de leur faire prendre des remèdes internes, tels que des tisanes composées de salsepareille, de gayac, de sassafras, etc., qui augmentent la transpiration insensible, et détournent les fluides de la partie ulcérée.

A l'égard de l'application du cautère, qu'on est en usage de garder pendant tout le cours de la vie, il me paroît que c'est vouloir remplacer un vieux ulcère par un nouveau, sans qu'on puisse même en être assuré. Il sera plus convenable d'appliquer pendant quelque tems un vésicatoire sur une partie éloignée de l'ulcère. L'irritation qu'il produit donne du ressort au genre nerveux, excite son énergie, et, en accélérant le mouvement des liquides, peut contribuer à la guérison de la maladie.

5°. La foiblesse où le malade se trouve, et l'application indiscrète des remèdes onctueux et relâchans produisent souvent des chairs molles et spongieuses, qu'on doit emporter ou raffermir. Mais on peut facilement éviter le premier moyen, en employant pour raffermir les chairs des remèdes fortifians et styptiques. Dans ce cas, les douches d'eau de Gurgitelli, de Barèges ou de Plombières, peuvent être utiles ; mais les bains locaux d'eau de Pisciarelli longtems continués sont plus efficaces. S'il y avoit beaucoup de chairs baveuses, il faudroit les détruire par des remèdes consomptifs, tels que l'eau phagédénique. Mais le chirurgien doit encore travailler à raffermir les chairs, en continuant l'usage des bains d'eaux minérales, et procurer par-là l'expulsion des matières séreuses que la flaccidité des solides y détermine.

6°. Les chirurgiens emploient avec beaucoup d'avantage l'eau de Gurgitelli dans les ulcères des narines, qui commencent par le relâchement de la membrane pituitaire, où les liquides s'arrêtent et deviennent ensuite purulens.

Les catarrhes opiniâtres et sur-tout le virus vénérien occasionnent cette espèce d'ulcères, qui deviennent sordides par la suite. L'écoulement augmente par la substance visqueuse que les sinus frontaux, les maxillaires et les sphénoïdaux fournissent incessamment ; et l'ulcère s'étend tellement, que le septum du nez se détruit, et la matière s'insinue dans le canal nasal ; de sorte que le sac lacrymal en est encore altéré.

On doit recourir en pareils cas à des remèdes intérieurs très-actifs, parmi lesquels on doit distinguer les décoctions fortes de bois de gayac. Mais il faut encore employer des remèdes extérieurs qui puissent déterger l'ulcère. Dès le

principe de la maladie, où la membrane pituitaire commence à s'affoiblir, le carbonate de
soude que contient l'eau de Gurgitelli fortifie
cette tunique. Mais, lorsque la maladie a fait
des progrès, les injections d'eau de Pisciarelli
sont plus efficaces; et l'on doit continuer ces
injections jusqu'à ce que la matière sordide soit
épuisée et l'odeur fétide dissipée.

7°. Le même traitement doit être suivi pour
les ulcères de l'oreille. Ils sont ordinairement
la suite des inflammations qui surviennent dans
les fièvres aigues, la petite-vérole et d'autres
maladies. On ne doit pas arrêter tout-à-coup
l'écoulement, parce qu'il n'est que l'effet des
liquides altérés que la nature y dépose. Lorsque
cette excrétion est supprimée, les humeurs peuvent attaquer les parties intérieures de la tête.
Il y a de la difficulté à guérir ces ulcères, parce
qu'ils sont toujours abreuvés par les liquides
qui coulent des glandes, et entretenus par la
qualité acrimonieuse des humeurs; mais il est
d'autant plus essentiel de travailler à leur guérison, qu'ils peuvent altérer à la longue les car-
tilages et les parties osseuses. Les injections de
plusieurs plantes, qu'on appelle vulnéraires,
sont très-utilés; mais les injections d'eau de Gurgitelli sont efficaces, particulièrement lorsque
les ulcères sont sordides, ou que l'écoulement
devient chronique par le relâchement de la
membrane qui tapisse le conduit auditif. La
fétidité de l'ulcère augmente par la décomposition du cérumen; aussi une eau minérale
gazeuse produit-elle d'excellens effets. La guérison n'est pas facile, lorsque les ulcères ont
leur siège dans le canal osseux, dont la pente

est du côté de la membrane du tambour, ce
qui fait que le pus ne peut pas s'évacuer.

Cette eau minérale s'emploie encore avec
succès en injection dans les obstructions du conduit auditif, où le cérumen retenu se ramasse
et s'épaissit si fortement, qu'il remplit le conduit osseux et le cartilagineux. Les personnes
foibles ou d'un tempérament pituiteux dont la
cire est naturellement épaisse, et celles dont les
glandes de l'oreille sont relâchées et chargées
d'une sérosité lente, sont sujettes à cette maladie. Les chimistes modernes ont confirmé cette
pratique, en prouvant que le cérumen se dissout facilement dans les alkalis.

8°. On a souvent essayé l'eau de Gurgitelli
dans les ulcères qui se forment au fond de la
gorge, et qui rongent souvent les parties molles
voisines, telles que le voile mobile du palais
et la luette. Ces ulcères, qui peuvent devenir
très-conséquens, cèdent difficilement aux garga-
rismes de cette eau minérale; et l'on a éprouvé
que l'eau de Pisciarelli est plus active. Cependant ces remèdes locaux ne peuvent guérir cette
maladie que lorsqu'on emploie en même tems
les remèdes internes, selon les causes qui l'ont
produite.

L'eau de Gurgitelli est utile lorsque les glandes
de la gorge sont relâchées en suite d'une disposition particulière, qui détermine une secrétion abondante de matière muqueuse. Ce vice,
qui n'indique que l'atonie des glandes, peut devenir chronique et peut causer des suppurations.

9°. Dans les ulcères, il se forme souvent des
sinus par le croupissement des humeurs, qui se
fraient elles-mêmes un passage. Les abcès

F 3

profonds qui ont leur foyer principal dans des
endroits d'un tissu lâche, spongieux et garni
de graisse, ou qui se sont ouverts spontané-
ment, produisent les ulcères sinueux, qui ne
sont généralement que des réservoirs de pus;
la matière qui en coule est souvent ichoreuse.

Ces ulcères sont quelquefois des maladies
compliquées et dangereuses, quand il y a des
sinus tortueux remplis de chairs fongueuses,
dures et calleuses qui s'opposent à la guérison;
les petits vaisseaux de ces chairs, étant embar-
rassés d'humeurs épaissies et desséchées, ne se
prêtent point à l'abord des sucs qui doivent
concourir au rapprochement des fibres pour
la consolidation des parties.

Dans ce cas, les remèdes de la pharmacie
sont souvent insuffisans, et l'on est obligé de
venir à l'incision. Cependant les injections d'eau
minérale et un bandage convenable guérissent
souvent les sinus.

Il faut toujours proportionner la quantité de
l'eau minérale que l'on introduit par injection
à l'étendue des sinus. Si l'injection étoit poussée
avec trop de force, elle pourroit produire de
nouvelles sinuosités. On peut faire plusieurs
injections de suite pour entraîner les matières croupissantes, et pour faire agir l'eau minérale immédiatement sur les parois de l'ulcère.
Lorsque les sinus sont très-longs, il convient
de faire usage de la sonde.

On a beaucoup d'exemples de guérisons faites
par l'eau de Gurgitelli, qui produit dans la cavité du sinus une irritation modérée. Mais il ne
faut pas employer des remèdes fort astringens,

qui occasionnent souvent des callosités, d'où proviennent les ulcères fistuleux.

10°. Quoique les eaux minérales échouent dans le traitement des ulcères fistuleux, cependant l'eau de Gurgitelli généralement a été très-utile dans quelques cas de fistules lacrymales. Cette maladie ne produit pas immédiatement un ulcère; mais elle commence par un relâchement des conduits lacrymaux et du sac lacrymal. L'atonie des fibres de ces parties arrête le mouvement des larmes, qui, en séjournant long-tems, s'épaisissent et causent une obstruction qui occasionne leur mouvement rétrograde. Il faut encore remarquer que, dans le sac la-crymal, se fait la secrétion d'une humeur particulière, ainsi qu'on peut s'en convaincre en observant la capacité du sac, sa structure interne et une certaine quantité de liquide mu-queux qui s'y trouve quelquefois. Cette substance muqueuse embarrasse souvent les conduits lacrymaux et le canal nasal. Les chirurgiens n'emploient dans cette maladie que des bains locaux d'eau de Gurgitelli, qui dissout les concrétions muqueuses. Mais lorsqu'il s'est formé un ulcère dans le sac lacrymal, qui a carié l'os unguis, les eaux minérales deviennent inutiles, et il faut avoir recours à l'opération.

Les bains d'eaux minérales ne produisent aucun bon effet dans les fistules à l'anus, qui affectent les membranes du rectum. Mais elles ont toujours été utiles aux personnes qui, après avoir souffert l'opération de la fistule, éprouvent un écoulement de matière séreuse provenant de la flaccidité des parties.

11°. On emploie encore avec avantage les

F 4

bains d'eau de Gurgitelli dans ces caries, d'où coule une matière âcre et corrosive. Les suppurations dans les environs des os causent souvent cette maladie, qui devient très-dangereuse quand elle provient d'un vice interne, tel que le virus vénérien. Il existe généralement dans la carie une érosion de la substance des os; mais ce vice n'attaque quelquefois que les lames extérieures, tandis qu'en d'autres cas il attaque la substance interne. Dans le premier cas, la carie est sèche; dans le second cas, appelé carie humide, on observe l'os percé en plusieurs endroits, et beaucoup de chairs fongueuses, d'où découle une sanie sanguinolente.

On ne peut guérir la carie, si l'os ne se dégage pas de sa partie corrompue, et s'il ne s'en produit l'exfoliation.

Il est connu que les substances huileuses sont nuisibles à la carie, ainsi que les astringens très-forts et les corrosifs, qui froncent, endurcissent les fibres et occasionnent des callosités; mais l'eau de Gurgitelli pénètre dans les lames de l'os carié, les écarte et en produit l'exfoliation, ainsi que je l'ai plusieurs fois observé dans les caries de la jambe.

Les acides minéraux sont nuisibles dans les caries, tandis que le carbonate alkalin et les sels neutres décomposent lentement le tissu osseux de la partie affectée. En les employant, il faut que le bain soit chaud; car l'eau froide pénètre difficilement dans les pores des os.

Le traitement de la carie des articulations est très-long et difficile, parce que leurs parties sont fort spongieuses, et que la matière purulente qui en découle, ne trouvant pas une libre

issue, peut par son âcreté détruire les glandes
synoviales et produire d'autres ravages.

Je me suis étendu sur le traitement des différentes espèces d'ulcères par cette eau minérale, pour indiquer le résultat des observations
qu'on a faites sur chacune d'elle, et les modi-
fications que les praticiens doivent apporter
dans l'emploi de ce remède, à raison des circonstances de la maladie.

IV. Enfin les médecins ont généralement employé l'eau de Gurgitelli dans la chûte du vagin,
dans la descente de la matrice et dans la chûte
de l'anus. L'extrémité du vagin qui communique avec la matrice, se rapproche alors de
celle qui regarde les parties externes. La foiblesse naturelle des fibres, la constitution séreuse, les fleurs blanches abondantes, les efforts
violens, les accouchemens laborieux et autres
causes produisent cette maladie. L'utérus doit
alors se déplacer ; mais la matrice peut encore
se relâcher par une foiblesse organique et pri-
mitive.

Quoiqu'il y a eu des praticiens qui ont
soutenu que la matrice, organe très - solide
par son tissu cellulaire et par ses fibres musculaires, ne peut pas descendre, parce qu'il est
soutenu par des ligamens très-forts ; néanmoins
les chirurgiens les plus éclairés soutiennent que,
malgré l'existence de ces ligamens, la matrice
est dégagée ; c'est pourquoi ils ont distingué
dans cette maladie locale trois différens degrés,
savoir : la relaxation, la descente et la chûte,
qui a lieu lorsque cet organe sort hors du vagin.

Les bains d'eau minérale sont très-efficaces
dans la descente du vagin et dans la relaxation

de la matrice, particulièrement lorsqu'on l'emploie aussi en injections ou en douches dans le vagin, ainsi que je l'ai dit en parlant de la leucorrhée. C'est le cas où l'on peut faire usage de la douche ascendente établie dans le laboratoire des citoyens Paul, Triayre et compagnie. Mais, lorsque le déplacement du vagin et de la matrice a augmenté, il faut les replacer et garder longtems le pessaire. On doit avoir soin d'éviter, pendant ce traitement, tout exercice violent et toute marche forcée, qui déterminent beaucoup d'humeurs dans l'organe relâché.

Il se produit aussi la chûte de l'anus, maladie très-fréquente aux enfans, chez lesquels elle est causée par la sensibilité du rectum et par l'irritation que les excrémens y produisent. On guérit facilement cette indisposition, en ordonnant l'usage des bains locaux d'eau de Gurgitelli. La chûte de l'anus survient encore à des personnes d'un certain âge, par la foiblesse des fibres des muscles lévateurs. Quelquefois le sphincter se retrécit avant que l'intestin se relève, ce qui en occasionne l'étranglement.

Cette maladie d'atonie, étant simplement locale, doit être traitée par des bains fortifians; et l'on emploie encore les injections dans le rectum, pour exciter l'énergie de ses fibres. Pendant le traitement, le régime doit être rafraîchissant, afin d'éviter la constipation. Il faut quelquefois employer des bains tièdes d'herbes émollientes, lorsque la constriction du sphincter empêche que le rectum puisse se relever.

J'ai expliqué jusqu'ici les usages particuliers de l'eau de Gurgitelli; mais les médecins em-

ploient encore les bains de cette eau minérale
dans plusieurs maladies universelles, où il faut
ranimer les nerfs, redonner du ton aux solides,
et dissoudre les humeurs épaisses qui engorgent
les organes. Il existe dans plusieurs pays des
sources d'eaux minérales ; et l'on en fait usage
en bains. Plusieurs médecins vantent les cures
étonnantes qui se font à Baden, à Plombières, à Barège, à Vichy, etc. : ce qui n'est
pas étonnant ; car les eaux minérales qui contiennent des carbonates de soude et de fer ou
des sulfates, sont généralement des remèdes
toniques et fondans. Aussi je crois qu'on peut
appliquer avec succès ces eaux minérales aux
mêmes maladies qu'on traite généralement
avec l'eau de Gurgitelli. C'est au médecin à
choisir celle qui lui paroît le mieux assortie
aux circonstances et à la force de la maladie.

ARTICLE CINQUIEME.

Des Bains d'eaux minérales.

Il n'y a pas long-tems que quelques médecins ont soutenu que les bains en général n'a-
gissent que comme des remèdes mécaniques,
dont l'action dépend de l'effort, de la masse
et du poids de l'eau, sans que ce fluide pénètre dans le corps par les pores absorbans de
la peau. Mais c'est un système dénué de toute
vraisemblance ; car la peau du corps humain
est susceptible d'absorber beaucoup d'eau ;
et il est prouvé que plusieurs remèdes externes
ne se bornent pas seulement à une opération

particulière sur la surface; mais que leur action s'étend plus loin, en s'introduisant par les petites ouvertures de la peau, dans les voies de la circulation et dans le systéme cellulaire qui s'enfonce dans les parties-les-plus intimes du corps. Ainsi les vésicatoires, les fumigations, les frictions et les bains mercuriels, les fomentations de ciguë, etc., en pénétrant dans le corps, affectent le systême universel.

Ces observations démontrent que l'eau naturelle appliquée sur la surface de la peau passe, à l'aide de sa fluidité et de sa pesauteur, dans le systême vasculaire, où elle dissout les parties salines, et peut édulcorer et rendre mobile la masse humorale.

Mais l'action des eaux minérales est tout-à-fait différente; si elles ne contenoient qu'une simple dissolution de sels, elles seroient moins pénétrantes que l'eau naturelle, parce que les particules salines, en causant des irritations à la peau, produiroient des crispations de fibres, et le bain seroit alors un astringent modéré; c'est ce qu'il arrive dans les bains de mer.

Les molécules salines, en dissolution dans les eaux minérales, sont parfaitement décomposées par l'action des gaz. Ainsi l'eau fait introduire dans le sang les parties étrangères ou minérales qui lui sont unies. Ces molécules excitent le jeu des nerfs, augmentent la circulation du sang, peuvent détremper les humeurs lentes qui obstruent les petits vaisseaux, et qui forment souvent ce qu'on appelle discrasie de la masse humorale. Ainsi les secrétions et les excrétions deviennent abondantes, et favorisent les évacuations des humeurs qui se trouvent déjà dé-

layées et subtilisées par l'impulsion animée des
solides qui les pressent.

Outre cela, il paroît, par les observations,
que, quoique les médicamens en général n'a-
gissent que sur le systême universel, il en est
qui ont une pente ou une affinité particulière
vers certains organes. Les eaux minérales sont
de ce nombre ; elles ont une détermination constante vers certains couloirs.

Avant de faire usage des bains d'eau minérale, il faut souvent prendre des précautions
pour en rendre l'action plus heureuse. Plusieurs
médecins soutiennent qu'il faut absolument les
faire précéder de la saignée et de la purgation.
Mais il est facile de se convaincre du contraire.

Il y a peu de cas où la saignée soit utile ;
car on ne prend des bains d'eau minérale qu'a-
près les maladies aigues ou dans le cours des
maladies chroniques, dans lesquelles les forces
vitales languissent. Peu de malades se trouvent
dans un état de vigueur tel que les vaisseaux
soient gonflés et pleins de sang, au point qu'ils
puissent rendre la circulation difficile. Il est vrai
que les malades ont quelquefois les vaisseaux
distendus par des humeurs abondantes qui les
font contracter difficilement : ces humeurs sont
peu pressées et sollicitées ; mais cette abondance de liquides séreux, loin de diminuer par
la saignée, ne fait qu'augmenter, parce qu'elle
n'est que la suite de l'atonie des solides.

Ces raisons prouvent que les personnes qui
prennent des bains d'eau minérale, doivent
ménager leur sang sans crainte d'inconvénient.

Cependant il y a des cas où l'on ne peut se

dispenser de la saignée. Lorsque des paralytiques doivent prendre des bains d'eau minérale, et qu'ils ont une certaine foiblesse dans
les vaisseaux de la tête, et particulièrement dans
les vaisseaux sanguins du cerveau, la saignée
est très-utile, parce qu'elle empêche la raréfaction du sang, que l'action des bains doit
nécessairement produire. Ce moyen devient
indispensable, lorsque l'apoplexie a été occasionnée par une contraction subite des nerfs
et des vaisseaux du bas - ventre, qui produisent un coup de sang au cerveau, ainsi qu'il
arrive encore à des personnes qui ont souffert
des hémorrhagies, qui ont été supprimées. Le
médecin pourra distinguer s'il y a abondance
de sang. Il faut en dire autant des malades qui
doivent prendre des bains pour des affections
nerveuses et pour des épilepsies non-organi-
ques. L'application des sang-sues à l'anus produit d'excellens effets ; par cette opération les
vaisseaux des viscères du bas-ventre sont dé-
semplis, le sang et les humeurs séreuses se
trouvent au large, et les eaux peuvent pénétrer dans les vaisseaux de la circulation. L'application des sang-sues aux oreilles a été quelquefois utile. Mais la saignée est nuisible dans
les paralysies invétérées, et où il y a abondance
d'humeurs séreuses, une diminution de force
dans le système général des nerfs, une flaccidité ou une habitude de corps lâche et spongieuse.

A l'égard de la purgation, qu'on a jugée nécessaire pour la préparation aux bains, je dirai
que ce remède n'est pas exclusif ; il doit être
admis ou rebuté selon les circonstances. On or-

donne des purgatifs forts, sous prétexte qu'en
évacuant efficacement, les eaux minérales pro-
duiront ensuite de meilleurs effets, particulièrement lorsque les premières voies sont farcies de
matières grossières, et que la chaleur et la raréfaction occasionnées par les bains peuvent
atténuer les liquides impurs contenus dans l'estomac et dans les intestins, qui vont s'introduire dans les vaisseaux de la circulation, et
causent par-là l'infection des fluides. Ces raisons
pourtant ne décident pas sur la nécessité des
purgatifs. Lorsque la bouche est bien nette, que
la langue n'est pas pâteuse, que l'estomac n'est
pas chargé et que le ventre n'est pas paresseux,
il est superflu de se purger. Il est cependant des
cas où la purgation est utile ; mais l'on doit toujours employer les purgatifs doux et légers,
qui n'excitent pas dans les intestins des irritations et des érétismes, mais des mouvemens
proportionnés à la délicatesse des organes.

Les bains d'eaux minérales produisent souvent la constipation ; et l'on doit cet effet à la
dissipation qui se fait de l'humidité du corps
par les sueurs qu'ils y excitent. Ce résultat très-
nécessaire est bien facile à surmonter en faisant
prendre aux malades des délayans et des alimens
légers, humectans, laxatifs ; et si cela ne suffit
pas, les lavemens émolliens remettront le ventre en son état naturel. Dans les maladies où
il y a abondance d'humeurs séreuses, on peut
faire prendre quelquefois une eau minérale purgative le matin, et un bain le soir après la digestion.

Le régime alimentaire est encore très-impor-
tant à l'époque où l'on prend les bains d'eau

minérale. L'indication principale doit être de soutenir les forces du malade.; car c'est par leur moyen que la nature, en excitant le jeu des organes, peut se débarrasser de la cause morbifique : c'est pourquoi, ainsi que la diète sévère ou une grande abstinence est toujours nuisible aux malades qui manquent de forces et restent dans l'inaction ; de même une nourriture trop abondante leur fait ressentir une pesanteur dans l'estomac et un abattement : la variété des alimens, leur assaisonnement et les liqueurs fortes excitent beaucoup l'estomac, rendent ses fonctions très - laborieuses, provoquent les excès, et produisent l'altération des humeurs. Il ne faut pas trop occuper la nature, tandis qu'elle a besoin d'employer ses efforts pour dissiper la matière morbifique, et pour rétablir l'harmonie et l'équilibre des fonctions.

C'est par le défaut d'un régime modéré que plusieurs malades, qui ont pris des bains d'eau minérale, n'en ont pas obtenu de succès ; et l'on peut ajouter avec assez de franchise, que les personnes qui font usage des eaux minérales à Paris, voient souvent leur maladie résister à ce traitement, à cause qu'elles commettent de nombreuses imprudences ; qu'après de grands dîners elles vont respirer dans les spectacles et dans de nombreuses assemblées un air chaud et impur ; et qu'elles passent, sans précaution en sortant de là, d'une température très-élevée à l'air humide et froid de la nuit, tems destiné par la nature au repos du corps.

Dans cet état de dissipation continuelle, elles interrompent souvent les bains, et puis elles

se plaignent que les eaux minérales factices ne
produisent pas les mêmes effets que les eaux
minérales naturelles.

Les eaux minérales, quelqu'elles soient, s'in-
sinuent aisément dans les vaisseaux extérieurs
de la peau ; elles se mêlent aux liquides pour les
délayer, tandis que par leur douce chaleur, par
l'action du gaz et des principes salins dont elles
sont animées, elles les atténuent et les divisent.
Leur action, rétablissant puissamment le jeu des
solides, fait aborder à la peau les humeurs superflues, qui s'échappent d'autant plus facilement, qu'elles sont déjà divisées. Aussi remar-
que-t on que les eaux minérales sont sudori-
fiques, et que l'on sue après le bain sans chaleur importune et sans la moindre diminution
des forces.

Examinons maintenant dans quelles maladies
on doit employer les bains d'eaux minérales.

I. Ces bains sont utiles dans le rhumatisme
chronique, jamais dans le rhumatisme aigu.

Le rhumatisme aigu ou chaud est une fièvre
inflammatoire où les humeurs s'arrêtent dans
les articulations. Les bains d'eau minérale ne
peuvent que produire une irritation nuisible ;
mais lorsque la fièvre a diminué, ou qu'elle est
tout-à-fait finie, que les douleurs continuent, et
que les parties engorgées restent roides et froides,
le rhumatisme devient chronique ou froid. Il
s'annonce aussi quelquefois par lui-même sans
être précédé du rhumatisme chaud : c'est dans
le rhumatisme chronique que les bains d'eau minérale sont très-efficaces. Le froid continuel, l'habitude de demeurer dans un lieu humide, comme

G

il arrive sur le bord des lacs et dans les camps, peuvent affoiblir les solides, et occasionner l'épaississement de la lymphe, la douleur gravative de quelque partie, et une impuissance de la mouvoir.

Les médecins emploient dans ce cas tous les remèdes externes capables d'exciter le jeu des fibres. Ils commencent par les plus doux, et passent ensuite aux remèdes fortifians les plus énergiques.

Les bains chauds d'eau minérale appartiennent à la seconde espèce. La chaleur même du bain devient un stimulant et un atténuant considérable, un apéritif et un sudorifique de la plus grande énergie; aussi l'on a vu, après des sueurs critiques, s'opérer la résolution de la maladie. Les malades ont quelquefois une sensibilité excessive dans les nerfs, et le moindre changement dans la température de l'atmosphère augmente leurs douleurs. Pour obtenir la guérison complette de cette maladie, il faut long-tems continuer les bains d'eau minérale; et lorsque les douleurs ne suivent plus les vicissitudes de l'air, la maladie tire à la fin.

Le rhumatisme attaque quelquefois les jointures avec beaucoup d'opiniâtreté. Les bains d'eaux minérales deviennent insuffisans; et il faut alors employer la douche, qui heurte violemment la partie affectée, et contribue à dissoudre l'humeur qui engorge les ligamens de l'articulation.

.Dans l'établissement des CC. Paul, Tryaire et compagnie, il y a sept grandes douches descendantes, qui ont vingt-quatre pieds de chûte. Dans le haut du bâtiment se trouvent sept ap-

pareils, dans lesquels se préparent les eaux
minérales ; les conduits ont dix-huit lignes de
diamètre, et se terminent en tuyaux en cuir de
même calibre, au bout desquels sont adaptés
des robinets en cuivre. C'est par ce moyen qu'on
peut diminuer à volonté la force de l'eau. Au
bout des robinets sont des ajustages de différens
diamètres, afin que la colonne d'eau puisse
être proportionnée à l'étendue de la partie
affectée.

De toutes les espèces de rhumatisme, la sciatique est regardée comme la plus rebelle. Dès
les anciens tems, on a cherché contre cette maladie un remède exempt d'inconvéniens : on a
employé les purgatifs, les diurétiques, les dia-
forétiques, les spiritueux ; on a successivement
changé toutes ces méthodes, et on s'est enfin
malheureusement convaincu que plusieurs de
ces moyens troublent souvent l'économie animale sans guérir le malade. Aussi plusieurs
médecins ont-ils pris le parti de n'employer
dans la sciatique aucun remède interne ; et ils
se sont contentés d'ordonner aux malades
d'être réservés sur la qualité des alimens et des
boissons, et d'éviter soigneusement le froid
pour entretenir la liberté de la transpiration
insensible.

Mais il ne faut pas abandonner à la nature
une maladie aussi incommode, et que les tems
inconstans et pluvieux rendent si douloureuse,
qu'on est obligé d'avoir recours à l'opium pris
intérieurement pour la calmer. L'on peut avoir
beaucoup de confiance dans les remèdes topiques, tels que les cataplasmes de plantes aromatiques, les gouttes de laudanum liquide,

dont on peut varier la dose et en diminuer l'action, particulièrement dans des personnes très-faciles à émouvoir. Les bains chauds d'eau naturelle ont souvent soulagé le malade; et lorsque la douleur est appaisée, on doit le faire passer aux bains d'eaux minérales, que l'on peut alonger dans les premiers jours avec de l'eau naturelle.

Les bornes de ce Mémoire ne me permettent pas d'entrer dans des discussions sur la nature du vice qui produit la sciatique. Quelques médecins ont soutenu que c'est un dépôt de matière lente et acrimonieuse qui domine dans le sang; d'autres ont avancé que les nerfs seuls peuvent par leur affoiblissement occasionner des tiraillemens et causer des douleurs assez vives, pour ne permettre au malade aucun mouvement; d'autres enfin ont cru que c'est une lymphe âcre qui comprime les nerfs, et produit sur eux des irritations; et que ces nerfs étant d'une structure particulière, et ayant une gaîne très-lâche, peuvent faire éprouver des douleurs violentes, et par-là produire souvent l'immobilité des membres.

Quoique ces questions n'aient pas encore été résolues d'une manière satisfaisante, il est prouvé par les observations que la sciatique attaque rarement les jeunes gens et les personnes robustes; qu'elle provient de quelque cause qui agit d'une manière insensible en affoiblissant l'énergie du systême, en pervertissant les fonctions et en produisant un état valétudinaire; qu'il n'y a de tumeur ni de rougeur dans la partie affectée; et que le pouls conserve son rithme ordinaire, si l'on en excepte le tems du paroxysme, lorsqu'il est convulsif et un peu agité : ces observations indiquent que, dans cet état des solides, les digestions doivent languir, la sérosité dominer dans le sang ; qu'il s'y forme des humeurs acrimonieuses qui ne sont que l'effet d'une maladie universelle ; et que ces humeurs mordantes se jettant sur la hanche, où par une disposition particulière les nerfs se trouvent affoiblis plus que dans quelque autre partie du corps, donnent naissance à cette maladie.

Il est évident que les remèdes diaphorétiques et les bains d'eaux minérales peuvent relever le système, rétablir la force des nerfs et produire des excrétions capables de dégager la matière acrimonieuse. Si les bains et les douches d'eaux minérales ne causent aucun bon effet, on doit employer les bains de vapeurs et les sables chauds, dont je parlerai dans la suite.

Je me suis étendu sur cet article, pour montrer l'usage des eaux minérales dans la sciatique, et pour prouver l'inutilité des remèdes relâchans, des adoucissans, des saignées et des purgatifs, qui font souvent tomber les malades dans d'autres maladies plus sérieuses.

II. Les bains d'eaux minérales sont encore utiles dans la paralysie. Plusieurs médecins se sont occupés à déterminer la nature de cette maladie. On en a donné des explications assez ingénieuses, d'autres dénuées de vraisemblance ; les différentes causes auxquelles on l'a attribuée ont fait imaginer différens moyens pour la traiter. Je me garderai bien d'entrer dans les détails de ces opinions ; mais je ne puis pas me dispenser de rapporter quel-

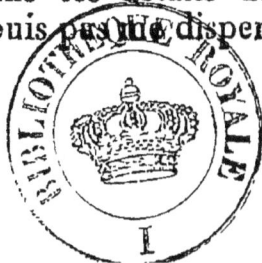

G 3

ques observations connues de tous les tems ,
qui déterminent sa nature. La paralysie succède
très-fréquemment à l'apoplexie ; ces deux maladies ne proviennent que de la suspension ou
de la diminution de la force du cerveau, ce grand
réservoir où se filtre le fluide qui anime le système des nerfs. Lorsque la faculté d'opérer la
sécrétion du fluide nerveux se détruit tout-à-
coup, il en résulte une apoplexie très-violente ;
et lorsqu'elle n'est que diminuée ou qu'elle
manque à quelque partie de cet organe, il en
résulte des apoplexies légères ou des paralysies.
Cette dernière maladie succède aussi quelquefois aux spasmes et aux convulsions violentes ,
ainsi qu'on l'observe après les épilepsies et les
coliques minérales.

Dans les dissections des paralytiques , on ne
voit souvent ni dans le crâne ni dans le cerveau, ni dans la moëlle alongée, aucune sorte
de dérangement sensible. Ces observations indiquent assez que cette maladie n'est pas toujours l'effet de la compression , que le sang ou
les humeurs séreuses produisent sur la substance du cerveau ; et cela est confirmé par
l'expérience journalière des praticiens , qui ont
prouvé que les stimulans très-violens qui font
tomber le cerveau et les nerfs dans l'atonie ,
peuvent produire l'apoplexie et la paralysie. Le
froid, par exemple , lorsqu'il est excessif et con-
tinue , occasionne souvent le sommeil, qui est
suivi de l'apoplexie. Plusieurs affections nerveuses , telles que les engorgemens , les tremblemens et les convulsions, finissent souvent
en paralysie.

On doit conclure de ces observations , que

toute paralysie, quelque en soit la cause, est occasionnée par tout ce qui peut affoiblir l'énergie de quelque partie du cerveau et des nerfs qui en dépendent ; le cerveau étant d'ailleurs divisé en deux grands lobes, qui communiquent ensemble par les fibres transversales du corps calleux, devient par-là un tout, dont les parties se correspondent ; et les vices d'un lobe produisent la paralysie des nerfs du côté opposé.

Cette maladie demande des secours décisifs pour ranimer les nerfs, et leur redonner le ton et l'activité. Les médecins les plus éclairés sont d'accord que les remèdes nervins et toniques sont efficaces pour arriver à ce but, pourvu que la maladie ne provienne pas d'engorgement ou de congestions dans le cerveau.

Les eaux minérales ont été souvent utiles, au moins lorsque la paralysie est récente. Cependant on a connu que les eaux gazeuses prises en boisson occasionnent souvent des agitations de nerfs, et augmentent la vîtesse de la circulation d'une manière dangereuse, parce que le gaz qu'elles contiennent se répand par les vaisseaux sanguins dans tout le corps, parvient jusqu'à ceux du cerveau, qui se trouvent déjà trop chargés de sang, et en peut produire la raréfaction.

Mais rien n'empêche qu'on ne recoure aux bains d'eau minérale. Ce remède est très-propre par sa vertu diaphorétique et discussive à restituer convenablement le ton aux parties affectées. On ordonne particulièrement aux malades de se garantir du froid.

Dans les paralysies partielles, les bains d'eaux

G 4

minérales, par leur force atténuante, peuvent dissoudre les humeurs qui exercent une compression sur quelque partie du système nerveux. Enfin dans le cas de paralysie provenant de spasmes et de fortes convulsions, les bains d'eaux minérales sont utiles comme remèdes fortifians.

On a disputé sur leur degré de température. Depuis long tems on a fait l'éloge des bains froids, même d'eau naturelle, en les croyant capables de fortifier les solides. Mais il faut convenir que les bains froids sont toujours équivoques; car ils produisent la constriction soudaine de la peau, causent l'accélération du sang dans les parties intérieures du corps, et le déterminent particulièrement avec assez de promptitude et d'impétuosité dans les vaisseaux du cerveau; ce qui peut causer un nouvel accès d'apoplexie.

Depuis que les physiciens ont été convaincus qu'il n'existe pas dans la nature une substance particulière qui engendre le froid, mais que l'on doit cet effet à l'enlèvement ou à la diminution du calorique, les médecins n'ont plus osé employer souvent les bains froids, en craignant que la perte du calorique n'affoiblît davantage les forces vitales. Les observations très-communes, que l'application de la glace sur quelque partie du corps échauffe vivement la peau, et que l'air rigoureux des pays septentrionaux augmente le ressort des nerfs et produit souvent des maladies inflammatoires, avoient fait croire précédemment que le froid étoit généralement un remède tonique; mais il est facile de démontrer que ces effets ne sont qu'apparens; et que si l'air et le bain froid

augmentent momentanément l'énergie des fibres, dans la suite ils affoiblissent tout le
systême. Il est incontestable qu'une personne
jeune et d'un tempérament sanguin, engour-
die par la plénitude des vaisseaux, est dégagée par l'action d'un bain froid et par les
délayans, qui diminuent la quantité du calorique, relâchent les fibres et relèvent la force
des nerfs; mais lorsqu'on plonge dans l'eau
froide une personne foible, qui a un penchant
naturel à l'atonie, la diminution du calorique
ne peut qu'affoiblir les nerfs et rendre le sang
moins propre au mouvement.

Il n'est pas difficile d'expliquer pourquoi la
glace et un air très-froid échauffent et brûlent
la peau. Lorsqu'on applique un fer rouge sur
la main, il en résulte une brûlure, parce que
le calorique se communique promptement à la
peau et en grande quantité. De même, en ap-
pliquant de la glace sur quelque partie du
corps, le calorique du sang traverse avec rapidité la peau pour se mettre en équilibre, et
pour se communiquer au corps froid. Dans ce
passage brusque, la peau est encore échauffée;
mais cet échauffement est occasionné par le mouvement opposé de ce fluide. On voit un pareil
phénomène dans l'électricité négative, qui produit des étincelles en diminuant l'électricité naturelle du corps humain. On comprend par là
comment l'air très-froid produit souvent les
esquinancies inflammatoires, les pleurésies et
les pneumonies; elles sont dues à l'agitation et
à la sortie rapide du calorique qui abandonne
les parties les plus exposées au froid, et y détermine la fièvre et une inflammation.

Il n'est pas difficile de concevoir pourquoi les bains froids sont nuisibles dans les maladies d'atonie. Le froid produit une sensation désagréable, et resserre avec violence les fibres des membranes; les nerfs se retrécissent sans être ranimés, et les fluides épais qui obstruent les vaisseaux, ne peuvent reprendre leur circulation naturelle. Les enfans, qui ont proportionnellement plus de forces vitales que les adultes, résistent mieux à l'action du froid.

Mais le bain chaud produit de bien meilleurs effets ; la chaleur douce cause un sentiment agréable, et ramollit les fibres; l'eau s'insinue dans le sang par les pores de la peau, et les principes fixes que les eaux minérales tiennent en dissolution, peuvent facilement pénétrer dans les vaisseaux sanguins.

Les bains d'eaux minérales doivent donc être chauds. Aussitôt qu'un malade y est plongé, son visage se colore, sa transpiration insensible augmente, et le pouls devient aussi fort et aussi animé que dans la fièvre. Cet effet est très-avantageux ; car les observations ont appris que, lorsque les parties paralytiques sont froides, la guérison en est très-difficile.

On ne rapporte pas un grand nombre de guérisons de paralysie par le moyen des bains d'eaux minérales. Ceci n'étonne pas les médecins qui distinguent les différens degrés et les diverses circonstances de cette maladie. La guérison est difficile lorsqu'il y a des congestions de sang dans un des lobes du cerveau, et beaucoup plus lorsqu'elles proviennent de sérosité. La paralysie causée par l'atonie est moins difficile à guérir, que lorsqu'elle est occasionnée par la compression d'une humeur sur les nerfs, particulièrement si cette humeur est acrimonieuse. Les médecins, pour ne rien négliger de ce qui peut être utile aux malades, doivent en tout cas employer les bains d'eaux minérales. Mais, lorsque l'atonie se joint à la compression des nerfs et à l'atrophie de la partie paralytique, la maladie est désespérée.

La paralysie vient en conséquence de l'apoplexie; mais le vertige en est souvent l'avant-coureur. Les praticiens conviennent qu'il y a des cas où les bains d'eaux minérales sont utiles dans les tournoiemens de tête. Les vertiges sont fréquemment occasionnés par des matières croupissantes dans l'estomac, et sur-tout par des amas de bile altérée : ces matières occasionnent des irritations qui se communiquent au cerveau et et aux nerfs optiques; c'est pour cela que les émétiques, qui produisent des vomissemens de matières bilieuses, les guérissent souvent. Les vertiges essentiels, au contraire, qui ne sont pas l'effet du rapport entre les nerfs de l'estomac et ceux du cerveau, mais qui viennent à la suite d'une autre cause qui porte toute son action sur ce dernier organe, et qui produit des accès moins intermittens et plus opiniâtres, sont des maladies où l'énergie nerveuse est affoiblie. Lorsque la disposition au vertige est marquée, la maladie est décidée; et il ne faut qu'une contention d'esprit, une passion d'ame subite ou quelque autre cause, même légère, pour en renouveller le paroxysme.

Il est facile de concevoir que, dans ces deux espèces de vertige, la foiblesse des nerfs en est

originairement la cause ; mais dans la première
espèce cette foiblesse s'est seulement emparée
des nerfs de l'estomac ; car les indigestions et
la bile sont des matières indifférentes pour des
sujets sains, tandis que dans le vertige qui affecte immédiatement le cerveau, les nerfs de
cet organe sont très-mal disposés et leur puissance diminuée ; état qui peut être suivi de l'affection soporeuse et du sommeil de la mort.

Je ne pourrai entrer dans l'examen des dérangemens particuliers qui ont lieu dans les
accès du vertige, pour expliquer comment les
irritations des nerfs de l'estomac se communiquent jusqu'au cerveau, et comment de telles
agitations se propagent aux yeux. Je remarquerai seulement que les hémorrhagies, les
âcretés, les humeurs excrémentitielles supprimées ou repercutées, et les passions d'ame
long-tems soutenues, peuvent, en retardant la
circulation du sang, déranger l'équilibre d'une
partie du cerveau, rendre le mouvement des
fluides irrégulier, et communiquer une agitation au fluide nerveux.

Les praticiens connoissent les différens remèdes qui conviennent dans le vertige essentiel ; et ils peuvent expliquer jusqu'à quel point
l'on doit faire usage des émétiques et des eaux
minérales légèrement purgatives ; quand faut-
il appliquer des sang-sues aux hémorrhoïdes,
ou au-dessous des oreilles, et dans quels cas
les bois anti-vénériens, et l'antimoine diaphorétique peuvent être utiles. Je dirai encore que
les vésicatoires, les substances aromatiques et
le castoreum conviennent beaucoup ; et que

l'ambre-gris, qui contient des parties très-tenues
et fort volatiles, peut de même fortifier l'estomac, les nerfs et le cerveau.

· Les bains d'eaux minérales sont très appro-
priés au vertige ; ils agissent par leur force tonique, peuvent faire dégager l'âcreté retenue
dans les humeurs, et rétablir les excrétions supprimées. Ces bains sont encore efficaces lorsque
le vertige est un effet d'épuisement. L'usage
des bains doit être prolongé lors même que
les accès de vertige deviennent plus rares ; ce
qui indique que l'énergie des nerfs ne peut pas
se rétablir en peu de jours.

III. On emploie aussi les bains d'eaux minérales dans les maladies spasmodiques, et particulièrement dans l'épilepsie. Cette dernière
maladie provient quelquefois d'une cause organique, qui produit des irritations sur le cerveau, des convulsions et des agitations très-
violentes. Il y a des cas où l'épilepsie est occasionnée par des stimulus sur des parties très-
sensibles ; alors il est presque impossible que
l'on puisse éprouver aucun avantage des bains
d'eaux minérales. Mais lorsque la maladie est
un effet de la mobilité et de la foiblesse des
nerfs, ces bains sont très-utiles, en ce qu'ils
excitent les forces vitales, et relèvent leur
énergie. Tous les toniques conviennent encore
beaucoup ; et lorsque les épileptiques ont des
foiblesses d'estomac et d'intestins, dont les tuniques sont embarrassées de glaires et de matières acrimonieuses, les eaux ferrugineuses
produisent de bons effets.

C'est le même cas dans l'hystérie, dont les
accès se répètent souvent pendant des mois et

des années. On a soutenu que l'hystérisme ne provient pas de la matrice, et qu'il n'est qu'une affection du système nerveux; cependant les observations ont prouvé que les paroxysmes en sont très-forts au tems des règles.

Les bains d'eaux minérales ne sont pas avantageux à des femmes hystériques robustes, dont les fibres sont rigides, et qui d'ailleurs sont sanguines et pléthoriques.

Mais l'hystérisme peut souvent être comparé à l'épilepsie; car il n'y a entre ces deux maladies qu'une variété de degrés. L'hystérie est même souvent l'effet de la mobilité et de la foiblesse des nerfs, parce qu'elle attaque les femmes maigres, délicates, chlorotiques, et qu'elle vient à la suite des règles abondantes, de l'abus des saignées et des purgatifs réitérés. On distingue facilement cette foiblesse nerveuse, lorsque des causes fort légères, telles que le froid, la chaleur d'une chambre, une odeur, la moindre affection d'ame, etc. suffisent pour en déterminer les accès.

Les médecins, après avoir employé les bains d'eau naturelle et les remèdes anti-spasmodiques, font usage des bains d'eaux minérales, qui agissent comme des remèdes corroboratifs et dissolvans; car il est connu que ces malades ont souvent des engorgemens à la matrice ou des obstructions des viscères du bas-ventre, qui, quoiqu'ils ne soient que l'effet de la perte de ton des organes, opposent des obstacles au libre mouvement du sang, et produisent des irritations sur les nerfs.

IV. Les bains d'eaux minérales sont utiles aux femmes contre quelques vices de la matrice, qui ne sont qu'autant d'obstacles à la conception.

Les médecins conviennent que la stérilité peut être occasionnée par la roideur, la sécheresse ou la tension de la matrice, par l'échauffement de cet organe causé par le tempérament très-sanguin, et par une pléthore accidentelle. Il est aisé de concevoir que les eaux minérales, dans ces cas, ne peuvent être que nuisibles, parce qu'elles ne font qu'augmenter le ressort des fibres. Les bains tièdes d'eau naturelle, les bouillons aux herbes, les boissons délayantes, les fomentations, les injections et les douches d'herbes émollientes sont utiles, parce qu'elles peuvent rendre humides et détendre les fibres de l'organe affecté.

Mais la fécondité est souvent retardée par l'atonie de l'utérus, où il se produit des obstructions et des tumeurs. Les parties membraneuses et les glandes de son orifice s'engorgent d'une substance muqueuse épaisse ; les ovaires sont quelquefois obstrués et endurcis, et les trompes mêmes de Fallope perdent leur action. Quelquefois il n'y a qu'une foiblesse dans les fibres et les vaisseaux de la matrice, d'où résultent des règles immodérées ou des fleurs blanches abondantes, qui, en épuisant le corps, augmentent la foiblesse de l'organe, ou l'humectent si fort, que les germes qui doivent développer l'embryon sont étouffés, et que le fétus, s'il se forme, ne peut rester ni être retenu long-temps.

Les anciens médecins n'employoient à Naples, dans ces vices de matrice, que les bains

d'eau de Citara, qui cependant contient moins
de carbonate de soude que l'eau de Gurgitelli.
Mais, comme en médecine on ne croit plus aux
remèdes spécifiques, dont les anciens vantoient
les vertus spéciales, cette propriété toute particulière de l'eau de Citara n'a aujourd'hui aucun crédit. On peut seulement croire qu'elle
est aussi efficace que les autres eaux minérales
salines ; c'est pourquoi les eaux de Vichy, de
Plombières, de Gurgitelli, etc. appartenant à
la même classe, quoiqu'elles n'aient pas la même
force, sont généralement utiles. Elles peuvent
être des remèdes pour donner du ton et pour
dissoudre les humeurs. On prépare dans l'établissement des citoyens Paul, Tryaire et compagnie, des eaux minérales d'une force différente, afin que les médecins puissent les employer selon que le défaut de la matrice est
plus ou moins avancé.

V. Les douches d'eau minérale sont très-utiles
pour ranimer les parties affoiblies par suite de
douleurs aigues, et pour résoudre les tumeurs
froides.

Il y a des personnes qui ont de tems à autre
des cardialgies et des coliques. Lorsque l'estomac ou les intestins ont souffert des douleurs
et des gonflemens provenant de la délicatesse
de leurs fibres, ou des mauvaises digestions,
ils s'affoiblissent, ont des contractions, et produisent des stagnations de bile. Les médecins
traitent ces maladies par des remèdes toniques
spiritueux ; ils emploient aussi des purgatifs
lorsque des matières glaireuses ou bilieuses sont
amassées dans les premières voies. Mais, malgré
ce traitement, on n'empêche pas le retour de
la

la cardialgie ou de la colique, qui deviennent quelquefois des maladies périodiques.

Plusieurs observations ont démontré qu'en faisant tomber l'eau minérale de fort haut sur la région de l'estomac, des intestins et de la matrice, on redonne du ressort aux fibres, et on réveille le mouvement des fluides. L'action des douches diminue la sensibilité des nerfs, et guérit la disposition à éprouver des attaques douloureuses.

Les chirurgiens emploient les douches dans les fractures, après que le suc osseux a formé cette espèce de soudure qu'on appelle le calus. Le tems de sa formation varie selon la nature de la fracture, l'âge du sujet, la disposition de ses humeurs et le régime qu'il observe. Le cal se forme lentement dans les personnes âgées ; mais dans les enfans et les jeunes gens, qui ont beaucoup de suc nourricier osseux, il se forme plus promptement. Il n'y a pas de difformité dans les fractures simples qui ont été exactement contenues ; mais il y en a lorsque les pièces osseuses ont été dérangées.

Le calus est entièrement l'ouvrage de la nature ; mais il faut que le suc osseux ne soit point vicié, et qu'il ne soit trop ni trop peu disposé à se congeler. Dans le second cas, la matière du cal s'extravase et forme des éminences qui gênent le mouvement des muscles et des tendons.

On emploie l'action des douches d'eaux minérales plus ou moins actives, après que le suc, extravasé à l'endroit où les fibres osseuses sont rompues, a acquis assez de consistance et de dureté. Le long repos de l'os rompu et le

H

bandage assez fort que l'on garde pendant quarante à cinquante jours, produisent souvent une espèce d'œdème et de foiblesse dans la partie malade ; les douches peuvent fondre ces humeurs lentes arrêtées dans les vaisseaux, et répandues dans le tissu cellulaire, ce qui favorise le rétablissement de la partie. Quelquefois aussi des vices dans les humeurs, tels que l'âcreté, s'opposent à la solidité du suc osseux. Outre le traitement interne pour détruire ce vice particulier, les douches peuvent ranimer les nerfs et les muscles de la partie malade, et rendre la substance du suc osseux plus épaisse.

On a même des exemples que les douches d'eau minérale ont quelquefois guéri les fausses anchyloses. Le gonflement des ligamens, l'épanchement de la synovie, et tout principe qui embarrasse la jointure, peut empêcher le mouvement de l'articulation. C'est le tems d'employer les douches ; car si l'on néglige ce moyen, la maladie peut dégénérer et former la soudure exacte des os.

Outre cela, les douches d'eau minérale sont nécessaires dans les entorses, où il se fait une extension forcée des ligamens qui entourent l'articulation. Il est connu que les entorses du pied sont les plus fréquentes. On peut exécuter les mouvemens de l'articulation dans le moment de l'accident ou peu après ; mais aussitôt que le gonflement est survenu, les douleurs sont très-vives, et l'articulation n'a plus de jeu. Il se forme quelquefois dans les parties qui l'environnent un empâtement œdémateux.

Après que l'inflammation et l'état aigu de la maladie sont passés, il reste toujours de la foiblesse dans l'articulation; c'est le cas d'employer des douches d'eau minérale ; elles calment la douleur sourde, qui y reste souvent. Les bains d'eau sulfureuse doivent être préférés; et ils sont encore utiles dans le cas où il y a une infiltration d'humeur dans la partie affectée, qui rend les mouvemens difficiles. Dans cette maladie, qui peut souvent durer fort longtems, il faut un grand nombre de bains et de douches d'eau minérale pour rétablir la force des ligamens. Il arrive quelquefois que l'entorse fait dans la partie des impressions si fortes, que les malades y ressentent des douleurs dans tous les changemens de tems. Enfin dans le cas où les ligamens, ayant eu des extensions très-violentes, deviennent roides, il faut avoir recours aux bains de vapeurs, dont je vais parler.

ARTICLE SIXIÈME.

Des Bains de vapeurs.

Les bains de vapeurs, fort en usage chez les Orientaux et les habitans du Nord, où on les prépare artificiellement, se trouvent naturellement et en grand nombre dans les environs de Naples, et particulièrement dans l'île d'Ischia. Les cratères, obstrués par l'accumulation des substances volcaniques, ne produisent pas des exhalaisons et des fumées comme la Solfatare. Cependant il y existe une fermentation intérieure continuelle qui échauffe tout le terrein voisin, lequel communique ensuite son calorique aux eaux qui filtrent dans son sein, et qui

H 2

réduites en vapeurs s'échappent à travers les crevasses existantes à sa surface.

Les étuves d'Ischia ne sont donc que des bains de vapeurs formés au milieu des matières volcaniques. C'est dans ces lieux qu'on expose les malades pour leur administrer ce remède.

On prend quelquefois ces bains dans la cavité même d'où la vapeur s'échappe ; d'autrefois on reste dans la chambre où la vapeur se répand , en y produisant une chaleur moins forte.

Les citoyens Paul, Triayre et compagnie ont préparé, dans leur établissement, des bains de vapeurs qui imitent parfaitement ceux d'Ischia.

Ils ont disposé en outre différens appareils pour pouvoir administrer ces bains à telle partie du corps qu'il est nécessaire, en laissant toujours respirer aux malades l'air libre. Ces appareils sont si bien ordonnés, qu'ils font éviter la fumée et toute odeur de combustible , les fourneaux étant séparés de la chambre d'où arrive la vapeur par un gros mur. Une pinte d'eau suffit pour produire une chaleur de quarante-cinq à cinquante degrés du thermomètre de Réaumur. L'eau passe par un régulateur, qui n'en laisse échapper qu'une quantité de gouttes déterminées par minute ; ces gouttes d'eau tombent sur un cylindre de fer échauffé, sont réduites en vapeurs, et passent ensuite dans la boîte où la partie malade est enfermée presque hermétiquement. Ainsi le malade passe presque insensiblement du degré le plus bas au plus élevé, sans éprouver aucun des inconvéniens qui résulteroient d'une augmentation de chaleur trop précipitée. La chaleur, en augmen-

tant graduellement, est propre à causer une
transpiration insensible très-abondante. La chambre est encore disposée pour donner un bain
de vapeurs général : le malade est alors couché
sur un sophâ.

On pourroit cependant soupçonner que, dans
les étuves d'Ischia, il se trouve des minéraux
volatilisés ou des gaz qui augmentent leur force,
et que les bains de vapeurs préparés à Paris ne
sauroient avoir la même activité que ces premiers, où depuis long-tems l'on a obtenu des
effets étonnans dans le traitement de plusieurs
maladies chroniques.

En entrant dans les bains de vapeurs d'Ischia, on ne sent aucune odeur particulière
qui puisse indiquer l'existence de parties minérales. En approchant des linges aux ouvertures d'où la vapeur s'élance, ces linges sont
mouillés ; mais en les pressant on n'obtient
que de l'eau toute pure. Les malades ayant la
tête au milieu de la plus forte vapeur, et ayant
les yeux ouverts, ne souffrent ni irritation ni aucune gêne dans la respiration ; et les animaux les
plus foibles n'en sont nullement affectés. Outre
cela les bords des trous ne sont couverts d'aucun minéral déposé par la vapeur. Mais on
voit des effets tout contraires dans les étuves
d'Agnano et à la Solfatare, où les ouvertures
ont des dépôts de soufre et d'autres minéraux.

Ces expériences et d'autres qui ont été faites
par le docteur Andria, qui a beaucoup tra-
vaillé sur les analyses des eaux minérales du
cratère de Naples, prouvent que les étuves
d'Ischia, dont les principales sont celles du
Lacco, Citara et Testaccio, ne contiennent

H 3

aucun autre fluide que l'eau en état de vapeur, et dont la température varie beaucoup. Il n'y a cependant aucun de ces bains où la chaleur monte moins de quarante degrés du thermomètre de Réaumur.

Dans les anciens tems, il y avoit à Baies l'endroit le plus délicieux des environs de Naples, beaucoup de sources d'eaux minérales, qui ont été couvertes par le sable de la mer. De tant d'eaux thermales, il ne reste que les bains de Néron ou de Tritoli, qui ne sont que des bains de vapeurs où plusieurs malades se rendent en été.

L'entrée de ces bains est un corridor sombre. Lorsqu'on veut parvenir à la source de l'eau thermale qui se trouve à une profondeur assez grande, la chaleur devient tellement excessive, que la respiration ne peut se soutenir qu'avec peine ; mais, en se penchant vers la terre, on éprouve une chaleur moindre ; ce qui provient de l'air extérieur qui occupe la partie la plus basse de la grotte. Le thermomètre y monte au-dessus de soixante degrés. Les parois de la grotte, creusée dans la masse du tuf, ne sont couverts d'aucun minéral.

Mais le cas est tout-à-fait différent dans les étuves d'Agnano. Elles ne sont pas de simples bains de vapeurs ; mais elles exhalent encore du gaz hydrogène sulfuré, qui, en y trouvant différentes bases, forme des combinaisons que l'on voit déposées autour des trous, d'où le gaz s'échappe, telles que le soufre, les sulfates d'alumine, de fer et autres. Les citoyens Paul, Triayre et compagnie ont construit un fourneau particulier, destiné au dégagement des gaz qui, étant mêlés avec la vapeur de l'eau, forment les bains de vapeurs composés.

Après cet exposé, je passe à indiquer les maladies où les bains de vapeurs sont utiles.

I. On les a éprouvé très-efficaces pour rétablir la transpiration insensible, dont la diminution ou la suppression produisent plusieurs maladies catarrhales.

L'action réunie de la vapeur et du calorique cause des effets surprenans. La vapeur s'insinue dans le corps par les extrémités des vaisseaux de la peau, dont le tissu se trouve distendu. Etant animée par le calorique, elle excite leurs tuniques, augmente le mouvement des fluides, délaie les humeurs épaisses, ramollit les fibres des organes et des muscles, et calme l'irritation des nerfs. Un bain chaud d'eau naturelle ne vaut pas autant qu'un bain de vapeurs, qui étant puissamment raréfiées forment un fluide très-élastique.

On a observé que les bains de vapeurs sont utiles dans la suppression des sueurs excrémentitielles. On a des exemples qu'il en résulte quelquefois des vertiges, des cardialgies, des maladies de poitrine et d'autres maladies dangereuses. Dans ces cas on emploie communément, pour rétablir la sueur, des bains d'eau chaude; mais l'on n'obtient souvent par ce moyen aucun effet : alors les bains de vapeurs produisent une sueur très-abondante, et les particules impures répandues dans le sang se dégagent facilement.

Les maladies catarrhales chroniques, occasionnées ordinairement par des miasmes répan-

dus dans l'air et par la transpiration arrêtée,
se guérissent par les bains de vapeurs.

II. J'ai observé ci-dessus que les bains d'eaux
minérales sont très-efficaces dans le rhumatisme
chronique ; mais il y a des cas où les malades
n'en obtiennent pas la guérison. Alors les médecins font usage des bains de vapeurs ; la vapeur amollit la peau, excite l'énergie des fibres,
et dissout les engorgemens lymphatiques. Si le
rhumatisme est fixé dans quelque articulation,
dont le mouvement est gêné, il est nécessaire
d'approcher la partie affectée au tuyau d'où
la vapeur s'élance. Ce courant de fluide élastique, que l'on peut comparer à une éolipyle,
produit une percussion très-forte sur la partie
malade.

Ce même traitement a lieu contre l'accour-
cissement des membres, dont les muscles,
tourmentés par des irritations continues, ont
leurs fibres dans un état de contraction. Lorsque
la maladie n'est pas invétérée, que le méca-
nisme des fibres n'est pas bouleversé, et que
leur énergie n'est point tout-à-fait perdue, la
vapeur peut les restituer à leur état naturel.

Les bains de vapeurs sont encore utiles aux
femmes dans cette espèce de douleurs, qu'on a
appelée lait répandu, et qui n'est en effet qu'une
espèce de rhumatisme.

Il me sera permis de dire en passant que
les préjugés et une fausse analogie ont fait attribuer au lait épanché une infinité de maladies.
On a cru que le lait, repompé dans le sang et
mêlé avec lui, peut rester long-tems caché, et
qu'étant un levain vicieux il peut insensiblement altérer les humeurs, et leur imprimer un

mauvais caractère. Ainsi, lorsque les femmes
qui n'ont pas nourri leurs enfans, ou qui les
ont sevré en négligeant les précautions nécessaires, sont affectées de douleurs, d'engorgemens d'articulations, de maladies de poitrine
et de bas-ventre, on soupçonne que ces maladies sont entretenues par le repompement et
l'épanchement du lait.

Plusieurs médecins éclairés sont maintenant
convaincus que le lait, qui n'est naturellement
qu'un suc et un liquide alimenteux, ne peut
pas troubler et gêner le mouvement du sang,
au point d'occasionner des maladies funestes.
Je n'entrerai pas dans des discussions sur l'origine de la fièvre de lait qui survient ordinairement trois ou quatre jours après l'accouche-
ment, et qui n'est qu'une fièvre secondaire
provenant du désordre et du trouble de la matrice ; mais je ne puis pas me dispenser de remarquer que les douleurs dont les femmes sont
affectées au tems qu'elles nourrissent, ou même
après qu'elles ont sevré, appartiennent généralement à la classe des rhumatismes occasionnés par l'action de l'air humide et froid.

Les médecins qui soutiennent que le lait
épanché altère sourdement le sang, et produit
des maladies souvent rebelles, emploient d'a-
bord les mêmes remèdes que ceux qui attribuent ces accidens à un rhumatisme chronique ;
savoir, les délayans, les sels neutres, les remèdes diaphorétiques, et ensuite les eaux minérales sulfureuses, et les bains d'eaux minérales.

Mais il y a des cas où ces bains mêmes ne
produisent pas les effets que l'on desire ; il n'y a

alors que les bains de vapeurs qui puissent dissoudre et dissiper les humeurs arrétées, en pro-
curant leur évacuation par des sueurs assez
abondantes.

En faisant usage des bains de vapeurs, il
faut regarder à la force du corps et au tempérament des femmes. Leur sensibilité est naturellement très-grande; et il est connu que le
fluide nerveux chez les femmes a un mouvement très-dégagé, parce que la substance de
leurs nerfs est entourée de membranes et de
vaisseaux fort délicats. D'ailleurs, leur sensibilité est augmentée par l'état accidentel du
système. Il ne faut donc ordonner aux femmes
les bains de vapeurs qu'à un degré de chaleur modéré; et on peut les employer pendant plusieurs jours sans qu'elles en soient fa-
tiguées et affoiblies.

III. Je passe ensuite à démontrer l'utilité des
bains d'eaux minérales, et des bains de vapeurs
dans la goutte.

Les auteurs qui ont écrit sur les eaux minérales d'Ischia, ont soutenu que les bains de
ces eaux, ainsi que les bains de vapeurs, sont
avantageux dans cette maladie. Mais après avoir
bâti beaucoup de théories sur sa nature, on a
commencé à craindre l'usage de tout remède,
de peur que la goutte régulière ne devînt irrégulière, en attaquant les viscères et l'intérieur
du corps.

Les anciens médecins ont cru que l'intem-
pérance, les veilles prolongées, les passions
violentes, et tout excès qui épuise le corps,
pouvoient engendrer la goutte. Cependant on
observe fréquemment que les excès dans tous

les genres n'en sont pas toujours les causes éloignées; car on a vu que les intempérans tombent
souvent malades de toute autre maladie que de
la goutte.

En voyant la difficulté d'expliquer l'origine
de cette maladie, plusieurs médecins ont imaginé qu'elle se communique par la contagion
au tems de la conception, et qu'elle consis'e
dans un levain particulier qui se cache pendant
plusieurs années, et qui ensuite germe comme
une semence pour se développer et produire
son action. Mais il n'est pas possible d'imaginer
que cette maladie se soit communiquée de cette
manière. La goutte, ainsi que les autres maladies qu'on appelle héréditaires, telles que l'é-
pilepsie, l'apoplexie, la phthisie pulmonaire et
d'autres, ne dépendent pas d'un vice ou d'une
matière âcre particulière, qui se transmet des
parens aux enfans; mais de la similitude du
tempérament, du régime, de la conformation
des organes et de celle des cavités du corps.

En considérant les différens symptômes de
cette maladie, d'autres ont soutenu qu'elle n'est
que l'effet de la foiblesse du système et de la
dépravation des organes, qui font que la coc-
tion des humeurs est entièrement dépravée. L'u-
sage des alimens indigestes, et le défaut d'exercice troublent les fonctions de l'estomac et des
intestins : il en résulte l'atonie du système, la
reproduction des humeurs qui s'accumulent
dans le sang; ces humeurs lentes, épaisses et
acrimonieuses entretiennent la maladie, lorsqu'elle a reparu fréquemment. La goutte n'est
donc que le relâchement de l'habitude du corps;
et les humeurs gluantes qui l'alimentent et qui

causent des douleurs vives, dont l'excès sur-
passe quelquefois la patience humaine, n'en
sont que l'effet. Ainsi on explique pourquoi les
urines des goutteux sont souvent filamenteuses
et chargées d'un sédiment très-épais ; et pourquoi cette matière lente s'arrête dans les petits
vaisseaux des pieds, où elle produit une rougeur accompagnée de gonflement et de tiraille-
ment, qui ne tourne cependant jamais en suppuration.

Ce que je viens de dire peut faire concevoir
que les bains d'eaux minérales, particulièrement après le premier paroxysme, sont très-
efficaces contre la goutte. Cependant plusieurs
médecins, qui ont fait tous leurs efforts pour
soutenir que la goutte provient originairement
d'une humeur morbifique, et qu'elle est une
maladie inflammatoire qui subsiste pendant tout
le tems du paroxysme, ont encore cru que
tout remède, dont l'activité est considérable,
peut en fortifiant les fibres de la peau empêcher la détermination de l'humeur qui s'arrête
dans les viscères, et produire des symptômes ir-
réguliers, ainsi qu'on observe dans la goutte
rentrée.

Mais il est connu, d'après les observations,
qu'il n'existe qu'une seule espèce de goutte ;
la goutte inflammatoire et la lymphatique, que
quelques praticiens ont admise, ne sont que des
différens degrés de la même maladie ; car en
observant l'état des forces vitales, on ne trouve
jamais qu'elles soient augmentées au-delà de
leur état naturel. On peut fort bien comparer
la goutte à la colique, qui produit des douleurs
et une stagnation de sang dans les intestins, à

cause des crispations de leurs nerfs ; mais qui
n'est pas pour cela une maladie inflammatoire.
Ainsi la goutte, toujours maladie atonique du
système, est entretenue par l'état de gêne, d'irritation et de constriction spasmodique des nerfs
et des vaisseaux des extrémités du corps. Ceux
qui ont cru qu'elle est un ouvrage de la nature, une espèce de crise et un dépôt réel de
matière morbifique, ont avancé une théorie dé-
nuée de preuves. Les répercussifs, au tems de
l'accès, sont très-nuisibles, non-seulement parce
qu'ils facilitent le transport ou le repompement de
l'humeur acrimonieuse ; mais encore parce qu'en
causant des contractions sur la partie affectée,
ils peuvent occasionner un changement dans la
direction du spasme, et produire ce qu'on appelle goutte irrégulière ou remontée.

Il paroît d'après l'exposition de la maladie
que je viens de faire, que, lorsque la goutte n'est
pas invétérée, elle peut être guérie sans retour,
particulièrement si on n'a eu qu'un seul accès.
C'est au tems du premier paroxysme que les
médecins doivent travailler à sa guérison, avant
que la conformation des membranes du pied
ne soit dérangée par des distensions très-fortes.
Il n'y a que la saignée locale ou l'application
des sang-sues à la partie goutteuse, des cataplasmes anodyns, et l'usage intérieur de l'opium
à une dose très-modérée, qui puissent soulager
le malade pendant l'accès. Lorsque la goutte
n'a pas épuisé ses forces, et que les fibres des
parties douloureuses ne sont pas ralenties, on
en peut espérer la guérison complette. Après le
premier accès, il faut prendre toutes les pré-

cautions possibles pour se préserver d'un nouveau retour.

Les saignées, les purgations, les émétiques, le lait ne trouvent jamais place à l'issue de l'attaque, parce que les forces sont déjà trop affoiblies, et que leur action n'atteint pas le système nerveux. On a observé qu'après l'usage des remèdes affoiblissans qui énervent l'estomac, les accès qui reviennent sont insupportables. Plusieurs praticiens ont employé avec succès la résine de gayac, la salsepareille en poudre, la gentiane, le quinquina, le savon et autres dont on a enrichi le catalogue des remèdes spécifiques.

Mais les meilleurs remèdes, les plus utiles, les plus certains, ceux qui réunissent les suffrages de la plupart des médecins anciens et modernes, sont les bains d'eaux minérales qui, combinées avec des remèdes toniques destinés à fortifier l'estomac et à ranimer les digestions, relèvent l'énergie du système nerveux, et peuvent dissoudre les petites obstructions formées dans les vaisseaux.

Les bains d'eaux minérales sont encore utiles, lorsqu'après l'accès il reste un embarras dans l'articulation du pied, et une douleur sourde. On ne doit pas craindre que la matière étant atténuée puisse produire la goutte remontée ; car cette matière sort par la peau sous forme de sueur visqueuse.

On emploie encore avec beaucoup de succès les bains de vapeurs, particulièrement lorsque le goutteux, après l'accès, a la peau sèche, symptôme qui indique la diminution des forces vitales et l'épaississement de la lymphe. L'atonie

du système se montre sous deux formes différentes ; quelquefois les extrémités des vaisseaux
de la peau sont affoiblies et très-sensibles ; ils
se resserrent, et la transpiration est presque
supprimée : cela arrive après le premier accès
de la goutte. D'autrefois les vaisseaux cutanés
se relâchent beaucoup après que des attaques
violentes et répétées ont épuisé les forces du
malade, et il se produit des sueurs abondantes,
visqueuses et presque froides. C'est dans le premier cas que les bains de vapeurs sont utiles,
tandis que dans le second il n'y a que les bains
d'eaux minérales qui sont avantageux.

En faisant usage des bains de vapeurs, il
faut qu'ils ne soient pas à un haut degré de
chaleur, qui, en produisant des sueurs abondantes, pourroient augmenter la foiblesse des
malades ; et il y a des observations que les bains
de vapeurs trop forts ont amené un nouvel accès de goutte.

La goutte, après plusieurs accès, est quelquefois nouée ; il se forme des concrétions qui ressemblent au tuf. Ces matières pierreuses contiennent des parties salines. Il est connu, d'après les
expériences des chimistes modernes, qu'au tems
du paroxysme les urines des goutteux ne contiennent pas d'acide phosphorique. Cela indique que
plusieurs parties excrémentitielles sont retenues
dans le sang ; mais la chimie n'a pas des moyens
pour neutraliser ou pour détruire l'âcreté de
ces particules. Il n'y a que les remèdes fortifians qui puissent exciter l'action des nerfs, et
faciliter les excrétions. Cependant il y a quelques exemples de concrétions guéries par l'usage

des douches d'eaux minérales et par les bains de vapeurs partiels.

Je ne parlerai pas de la goutte irrégulière, où les forces vitales sont trop affoiblies, parce que, la maladie étant alors très-aigue, les eaux minérales et les bains de vapeurs ne sont pas des moyens assez puissans pour relever promptement le systême, et rendre au sang son cours naturel. Il n'y a que l'opium, l'éther, les liqueurs et les vins spiritueux qui puissent guérir cette inflammation atonique.

IV. Les bains de vapeurs sont souvent utiles dans les douleurs causées par des maladies vénériennes. Il est connu que le virus vénérien attaque d'abord les parties du sexe, d'où il pénètre dans le sang, affecte les parties internes, et cause quelquefois des douleurs fort violentes, particulièrement aux articulations. Les médecins n'ont pas trouvé de remède plus efficace que le mercure qui, en se répandant dans tout le corps, excite la force des nerfs et des vaisseaux, augmente les pulsations des artères et les secrétions. Cependant on ne peut pas se dissimuler qu'il y a des cas où le mercure ne produit aucun effet, particulièrement lorsqu'une acrimonie particulière, telle que l'affection scorbutique et la dartre, est réunie à la virulence vénérienne.

Les remèdes qui conviennent dans ce cas, sont les fortes décoctions des bois indiens, ou les bains de vapeurs. Ces bains déterminent les fluides vers la peau, et augmentent la transpiration, au moyen de laquelle les parties virulentes, mêlées aux humeurs lymphatiques, se dégagent.

dégagent. On a plusieurs exemples de vérole confirmée, guérie par l'action de ce remède.

V. On envoie encore souvent des paralytiques à l'île d'Ischia, pour prendre les bains d'eaux minérales, les bains de vapeurs et les sables chauds. Lorsque le premier remède n'a pas produit leur guérison, on emploie les bains de vapeurs : cependant il y faut beaucoup d'attention. Il est des personnes dont le sang se raréfie très-facilement. Si les paralytiques éprouvent une foiblesse dans les vaisseaux du cerveau, l'action de la vapeur peut diriger le sang avec beaucoup de force, et occasionner le retour de l'apoplexie. Il est donc utile d'exposer les paralytiques à un bain de vapeurs, dont la chaleur soit modérée. Au commencement du traitement, les malades ne doivent pas y rester long-tems ; et à mesure que leur corps reprend de la force, on augmente par degrés l'action de la vapeur.

Enfin l'île d'Ischia fournit aussi un remède fort utile dans les paralysies, dans les rhumatismes chroniques, et dans les fausses anchyloses ; ce sont les sables chauds dont on a fait usage depuis long-tems.

Cette île abonde d'eaux thermales, qui dégagent beaucoup de calorique. Les eaux qui coulent du haut de l'île, se filtrant dans les sables, leur communiquent une chaleur très-grande. On observe le même phénomène aux bains de Néron à Baies, où la chaleur se communique à beaucoup de distance ; et l'eau de la mer, malgré qu'elle se renouvelle constamment, ne peut diminuer leur température.

I

On peut préparer dans le laboratoire des citoyens Paul „ Triayre et compagnie, des sables
qu'on échauffe par le moyen de l'eau bouillante.
Les malades qui ont des contractions de membres, des paralysies ou quelque autre maladie
d'atonie, introduisent le membre affecté dans
le sable chaud, et l'y tiennent pendant quelque
tems. Ce remède est très-avantageux dans les
maladies sus-énoncées ; car la chaleur humide
du sable est un stimulant modéré qui ranime
les nerfs affoiblis, et peut remuer les humeurs
lentes arrêtées dans les articulations, ou dans
des vaisseaux qui environnent les nerfs, et ta-
tapissent le tissu de leurs tuniques.

ARTICLE SEPTIEME.

Des gaz des volcans.

Il me reste à parler de la qualité de l'air des
environs de Naples, qui depuis long-tems a
fourni aux médecins des remèdes fort utiles
dans les maladies de langueur, et particulièrement dans la phthisie pulmonaire.

L'air, principal instrument de la nature dans
toutes ses opérations, produit plusieurs effets
dans le corps humain, et particulièrement la
respiration, cette action si nécessaire à la vie.
Mais on observe que les altérations qu'il éprouve
entraînent après elles des révolutions considérables dans le corps. L'air sec est plus sain que
l'air humide, qui, étant chargé de matières hétérogènes, produit le relâchement des fibres, d'où
il résulte des maladies catarrhales et d'autres
qui dépendent de la stagnation des humeurs. Le

choix de l'air a toujours été un objet fort inté-
ressant, particulièrement pour des personnes
affectées de maladies chroniques. On a généralement choisi les lieux un peu élevés qui ne sont
pas sujets aux brouillards et aux brumes. Un
air subtil, clair et pur, rend l'esprit serein et
le corps léger; tandis qu'un air épais, grossier
et orageux serre le cœur et appesantit le
corps. Plusieurs causes extérieures influent sur
ce fluide, particulièrement les plantes et les
eaux. Les grands arbres qui ombragent l'air
et s'opposent à son mouvement, altèrent ses
qualités.

On a observé que ceux dont la poitrine est
foible, se trouvent très-bien lorsqu'ils respirent
un air de campagne. On a découvert ensuite
que les plantes, frappées par la lumière du soleil, exhalent continuellement un air pur, qui
dans le végétal est en forme concrète, et qui
se dégage lorsque la lumière diminue l'équilibre des principes primitifs des végétaux. On
a cru que ce fluide élastique, que Condorcet a
le premier appelé air vital, et qu'on a ensuite
nommé gaz oxigène, étant un agent très-puissant
dans l'économie animale, ne pouvoit qu'être
utile dans plusieurs maladies d'atonie, et particulièrement dans la phthisie pulmonaire, vu
que les animaux vivent plus long-tems en respirant ce gaz qu'une égale quantité d'air com-
mun. On a donc essayé de faire respirer aux
phthisiques le gaz oxigène, qui a ranimé d'a-
bord les malades, et a produit une chaleur
agréable dans leur corps.

Ces premiers résultats avoient fait croire que
l'on avoit découvert le grand remède pour gué-

rir cette maladie; mais les observations plus
exactes ont prouvé que le gaz oxigène, en se
combinant avec le sang dans le poumon, abandonne son calorique, qui, se répandant dans
tout le systême, accélère le mouvement du
cœur, cause des altérations dans la poitrine
des malades, et aggrave leur état.

Les animaux, après en avoir respiré pendant
long-tems, meurent, comme s'ils étoient attaqués d'une phthisie factice. Le gaz oxigène ne
peut donc qu'être pernicieux aux phthisiques,
et peut déterminer dans leur poumon engorgé
ou ulcéré une suppuration plus décidée. Par
cette même raison, l'air de campagne étant
très-actif leur devient aussi nuisible.

Après avoir reconnu les mauvais effets du
gaz oxigène dans la phthisie, les mêmes médecins qui en avoient fait l'éloge, ont changé
d'avis sur la nature de cette maladie, et ont
soutenu qu'elle est produite par la suroxigé-
nation du systême. Ils croient que le coloris
très-vif des joues, de la langue et des lèvres,
la fièvre hétique et la chaleur habituelle de la
peau des poitrinaires, sont des effets de cette
oxigénation; et que les fruits acides et l'abus
du vinaigre occasionnent la phthisie, parce
qu'ils chargent le sang d'oxigène. Ils ajoutent
que, lorsque la maladie a beaucoup augmenté,
elle change de nature, et devient une maladie
de foiblesse. Selon eux, dans le premier période
où la fièvre est très-sensible et accompagnée
souvent de toux spasmodique, d'oppression de
poitrine et quelquefois de douleurs de côté, les
saignées, les émétiques, le sulfure de potasse,
le lait et la nourriture animale conviennent

- beaucoup, parce qu'ils enlèvent l'oxigène; mais dans le second période de la phthisie, où tous les symptômes s'appaisent, la maladie n'est, disent-ils, qu'un défaut d'oxigène; et dans ce cas ils croient imprudent de faire usage de la saignée et des émétiques; et ils ordonnent l'acide sulfurique et des préparations de quin-quina.

Cette théorie n'est pas d'accord avec les observations. D'après ces principes, il faudroit, dans le premier période, faire prendre aux poitrinaires une nourriture animale; tandis que le docteur Cullen et un grand nombre de praticiens soutiennent que l'on doit totalement s'abstenir des viandes, et faire usage des végétaux pour toute nourriture, afin d'éviter l'inflammation des tubercules du poumon, ou la modérer si elle existe déjà.

Comment expliquer en outre le passage de l'état d'oxigénation en plus où se trouve le système dans le premier période, à celui d'oxigénation en moins du second période, quand la différence réelle n'est causée que par la suppuration qui survient après l'inflammation?

Mais si la respiration immédiate du gaz oxigène est nuisible aux phthisiques, ainsi que je viens de le dire, il peut néanmoins servir à désinfecter l'air des chambres de ces malades. Sans vouloir examiner si la phthisie est une maladie contagieuse, il est certain que les matières purulentes, crachées par les poitrinaires, sont souvent très-fétides, et que les exhalaisons qu'elles dégagent ne peuvent qu'être pernicieuses aux malades et aux personnes qui demeurent dans la même chambre. Les expé-

riences du citoyen Guyton Morveau, membre
de l'Institut National, ont démontré que les
fumigations de gaz acide muriatique oxigéné,
se répandant dans l'air, portent leur action sur
les miasmes putrides, les décomposent et s'opposent par là à la contagion ; cet effet est dû
au dégagement du gaz oxigène.

Mais ces fumigations ne pouvant être faites
sans le déplacement des malades, dont elles
fatiguent violemment les organes de la respiration, sont remplacées par celles de l'acide ni-
trique, qui, sans avoir les mêmes inconvéniens,
présentent les mêmes avantages.

Le gaz oxigène peut cependant être utile
dans l'asthme, particulièrement aux malades
d'un âge avancé et à ceux qui par la flaccidité
des fibres abondent d'humeurs séreuses, dont
le poumon a besoin d'être ranimé. Il peut encore convenir dans les pâles couleurs, et dans
les convulsions provenant de foiblesse du systême.

On prépare, dans le laboratoire des citoyens
Paul, Triayre et compagnie, de l'eau oxigénée.
Le gaz oxigène tiré du manganèse est retenu
dans l'eau par une compression très-forte. Les
personnes qui en boivent, éprouvent que l'appétit et les forces sont promptement ranimées,
qu'elle produit de bons effets dans plusieurs maladies nerveuses, et qu'elle augmente les urines.
Si l'on en fait usage pendant quelque tems, les
urines occasionnent une sensation de chaleur ;
et il paroît que le col de la vessie et l'urètre
même souffrent une irritation assez considérable. Ces expériences démontrent qu'en introduisant le gaz oxigène dans l'estomac des personnes

affectées de maladie d'atonie, il produit des
effets salutaires.

Des médecins anglais ont fait respirer aux
phthisiques le gaz acide carbonique, avec lequel on avoit précédemment fait des expériences dans des maux de gorge de mauvaise
nature, et dans des ulcères sur lesquels il avoit
agi constamment comme anti-septique. Quelques malades en ont été soulagés, et la matière
crachée étoit moins fétide qu'auparavant. On a
cru par là que ce gaz, en pénétrant dans le
poumon, pourroit corriger ou neutraliser la
matière purulente, qui paroît contenir une
quantité d'ammoniaque. Mais, en réitérant les
expériences, on a trouvé que les effets n'ont
pas répondu à l'attente des médecins ; car on
n'a pu compter aucune guérison marquée.
Beddocs, Watt, Ewart, Girtanner, Fritz et
d'autres médecins très-estimés ont fait beaucoup
d'expériences, en faisant respirer aux poitrinaires le gaz azote, le gaz hydrogène et même
le gaz hydrogène carboné ; mais plusieurs de ces
gaz ont été funestes aux malades ; de sorte que
la médecine pneumatique, qu'on avoit tant
préconisée, est presque tout-à-fait tombée.

Depuis les anciens tems on a connu que l'air
du cratère de Naples a été utile dans la phthisie. Galien, sans connoître les théories de la chimie pneumatique ou aérienne, et sans savoir
de quels principes les exhalaisons qui se dégagent du Vésuve et des autres volcans des
champs Phlégréens sont composées, envoyoit
les phthisiques à Stubia. Cette méthode a été
suivie pendant plusieurs siècles, ainsi qu'on
l'apprend des médecins du moyen âge.

I 4

C'est à dessein que l'on a bâti à la Torre, à peu de distance du Vésuve, un hospice où l'on envoie des malades affectés d'obstruction, d'hydropisie ou d'autre maladie d'atonie; l'activité de cet air produit des effets très-prompts; de sorte que les nerfs, étant excités avec beaucoup de force, augmentent les excrétions.

Mais les praticiens de Naples trouvèrent plus aisé d'envoyer les poitrinaires à Pozzuoli, pour leur faire respirer l'air de la Solfatare. On voit, de notre tems, des personnes attaquées de maladies catarrhales invétérées, ou qui à la suite de crachement de sang craignent la phthisie pulmonaire, ou enfin qui sont atteintes de cette dernière maladie, aller respirer l'air de Pozzuoli. On se loge ordinairement sur le chemin qui conduit à la Solfatare, et l'on va faire des promenades dans l'entonnoir de ce volcan.

Les exhalaisons de la Solfatare ne sont que du gaz hydrogène sulfuré et du gaz acide carbonique. Leur odeur d'œufs pourris qu'on sent, même à quelque distance, montre l'existence du premier; et si l'on introduit de ces exhalaisons dans une bouteille remplie d'eau de chaux, on obtient une précipitation qui prouve la présence du gaz acide carbonique.

Mais, avant de parler de l'action et de la manière d'employer ces deux gaz, il est nécessaire d'expliquer la nature de ces maladies de poitrine. En en parlant, je ferai mention des eaux minérales qui conviennent dans les diverses circonstances où les malades se trouvent; et j'ai omis d'en parler plus haut, pour réunir cette branche de traitement avec la médecine pneumatique.

Les poumons sont sujets à différentes mala-

dies, parce que leur substance a un tissu très-
foible, et doit soutenir l'effort continuel du sang
qu'ils reçoivent dans leurs artères, et le mouvement qui se fait par la respiration. Parmi ces
maladies, l'expectoration de sang vermeil par
la bouche, précédée de la toux et d'une douleur de poitrine, est la plus conséquente. Cette
maladie suppose la foiblesse des tuniques des
vaisseaux pulmonaires, ou au moins elle indique que leur équilibre est rompu avec le systême vasculaire qui exerce un mouvement tonique contre les poumons.

Il s'ensuit de-là que l'on doit considérer trois
espèces d'hémoptysie, comme je l'ai dit plus haut
en parlant de l'hémorrhagie. L'excès d'alimens
et l'abus des boissons spiritueuses qui occasionnent l'agitation extraordinaire du sang, produisent dans des personnes très-mal disposées des
dilatations forcées, ou des déchiremens et des
ruptures de vaisseaux du poumon, qui causent
des crachats sanguinolens : c'est l'hémoptysie
active. Mais il y a des cas où les membranes
des vaisseaux pulmonaires sont respectivement
plus foibles que celles des vaisseaux du systême ;
et c'est la cause de l'hémoptysie passive. Enfin
la rétropulsion des éruptions cutanées qui produisent l'épaississement des humeurs, les congestions et les obstructions dans les parties du
poumon qui en sont susceptibles ; et la mauvaise conformation des solides de la poitrine
qui gênent le mouvement du sang, causent l'hémoptysie organique.

Les praticiens peuvent facilement distinguer
l'hémoptysie active, en faisant attention à l'âge
du malade et à l'état du pouls, fort et tendu :

dans ce cas la saignée est le remède le plus
approprié, que l'on doit même répéter tant que
l'indication subsiste. On doit employer le même
moyen, lorsque l'hémoptysie est une évacuation subsidiaire de quelque hémorrhagie périodique.

L'hémoptysie passive suppose l'affaissement
du poumon et l'atonie de ses vaisseaux, qui peuvent avoir des dilatations ou s'ouvrir aux extrémités qui aboutissent dans les voies aériennes.
Si le crachement de sang est produit par l'ouverture de quelques vaisseaux considérables,
la maladie est accompagnée de grands dangers;
et il faut des secours très-prompts pour en arrêter l'épanchement. Le quinquina et l'opium
sont les médicamens les plus efficaces; mais leur
action n'est pas si permanente que celle du sulfate d'alumine, que le docteur Cullen a trouvé
très-utile dans plusieurs hémorrhagies. Les médecins ont observé que l'eau de Pisciarelli a été
très-efficace dans cette espèce d'hémoptysie, si
l'on en excepte le cas où par une disposition
particulière, ou par la sensibilité des nerfs, elle
ne produise la toux, symptôme toujours dangereux dans cette maladie.

Il est facile de concevoir que l'eau alumineuse n'est pas appropriée dans l'hémoptysie organique, et que l'on doit trouver des remèdes
atténuans, lorsque l'on connoit qu'il s'est formé
des congestions dans le poumon, qui obligent
le sang à forcer les vaisseaux collatéraux. Il y
a des personnes d'une disposition phthisique
très-marquée, qui s'annonce par des rougeurs
au visage, par une poitrine étroite et enfoncée,
par un col grêle et alongé, et par une maigreur

constante. Lorsque ces malades ont l'hémoptysie, les remèdes toniques, les incisifs et tous
ceux qui peuvent augmenter la vîtesse de la
circulation, sont généralement nuisibles. Le
médecin doit modérer le mouvement du sang
par des délayans et des rafraîchissans, d'autant
plus que les malades ont un sentiment d'ardeur
dans la poitrine qui indique la stagnation du
sang dans quelque partie du poumon.

Il résulte de ces observations, que les personnes affectées d'hémoptysie doivent beaucoup souffrir dans les changemens de l'atmosphère. Lorsque le crachement de sang est l'effet
de l'énergie augmentée du systême ou de la
pléthore universelle, l'air modérément froid
et sec n'est pas nuisible, parce qu'il en diminue
la raréfaction, refroidit le sang dans les vaisseaux, et empêche ce qu'on appeloit dans les
écoles effervescence des humeurs ; mais le froid
excessif peut être pernicieux, à cause qu'il produit une agitation violente du sang et augmente
la tension des fibres. L'air de la campagne est
généralement nuisible dans les hémoptysies actives ; et l'air des lieux bas et humides est très-
favorable, parce qu'il relâche les vaisseaux.
Durant cette espèce d'hémoptysie, on doit recourir à tout ce qui peut diminuer l'agitation
et le volume du sang, et employer tous les
moyens à prévenir la force du systême et l'abondance des fluides.

Lorsqu'on ne voit que des crachats sanglans,
sans qu'il y ait une expectoration de matière
purulente, il est nécessaire de ménager les malades, pour éviter l'inflammation et la suppuration des tubercules, qui occasionnent fré-

quemment la consomption tabifique du poumon.
La toux sèche et fréquente, la perte d'appétit,
le vomissement après le repas, la difficulté de
respirer, la fièvre lente, le pouls irrégulier et
la voix grêle ou rauque annoncent l'existence
des tubercules, qui viennent souvent à la suite
des catarrhes chroniques. Les tubercules ne
sont que des concrétions d'humeurs formées
dans un organe foible ; à leur commencement
ils sont indolens, et annoncent l'état languissant du système et du poumon. Ils s'aggran-
dissent dans la suite, opposent des obstacles au
mouvement du sang, produisent des irritations
sur les nerfs, qui, ayant une influence sur tout
le système, causent la fièvre. Le centre d'irritation et d'effort est dans l'organe affecté. La
fièvre a d'abord un caractère inflammatoire ;
mais lorsque la matière en stagnation s'échauffe
et s'altère, au point qu'elle donne lieu à des
suppurations, la maladie prend un caractère
chronique, et la fièvre devient lente. Quelquefois on peut avoir en même tems des tubercules endurcis, d'autres enflammés, et d'autres
suppurans. Il n'est pas rare de voir que les tubercules produisent par leur compression d'autres engorgemens, qui deviennent le foyer ou
le centre de la suppuration.

Le carbonate de soude est très-efficace pour
produire la dissolution des tubercules. Il y a
long-tems que l'on a employé l'eau de Seltz ; et
et l'on a encore connu que l'usage de l'eau de
Gurgitelli, coupée avec le lait, a été très-utile
pour dissiper les congestions, prévenir la
phthisie, ou au moins l'étouffer dans son commencement.

Plusieurs médecins, craignant d'augmenter par des médicamens actifs le mouvement du sang, ont généralement proscrit tout remède apéritif ou incisif; et ils se sont contentés de ceux qui ne sont que des adoucissans ou des mucilagineux; mais ces remèdes relâchans ne sont que des petits moyens, qui abîment l'estomac, produisent de mauvaises digestions, et rendent la maladie plus opiniâtre.

La matière que les phthisiques rejettent par expectoration, devient souvent de mauvaise odeur. L'eau de Pisciarelli est plus efficace que les eaux minérales qui contiennent du carbonate de soude. Elle agit comme remède fortifiant et comme astringent; et il est connu que les ulcères ne peuvent guérir que par des remèdes capables de relever le ton des solides et de resserrer les fibres de la partie affectée.

On obtient aussi par l'usage de cette eau minérale un autre avantage, c'est qu'elle empêche la diarrhée et les sueurs colliquatives, causées par le pus introduit dans le sang. Les praticiens ont remarqué que les phthisiques se portent mieux lorsque leurs urines sont sédimenteuses. On ne peut pas espérer cet effet, quand ils ont des sueurs abondantes et beaucoup d'évacuations par les intestins.

L'eau de Pisciarelli n'est pas utile aux poitrinaires qui crachent des matières épaisses ou de la lymphe acrimonieuse. On doit, dans ce cas, insister sur les remèdes incisifs et sur les diaphorétiques légers.

Examinons maintenant quelle peut être l'action du gaz hydrogène sulfuré et du gaz acide

carbonique sur les poumons des poitrinaires,
et par quels moyens on peut les leur faire respirer.

Le gaz hydrogène sulfuré n'est pas un remède
échauffant, tonique, excitant comme le gaz
oxigène; car il est connu que le gaz hydrogène
pur, introduit dans le sang, détend et relâche
les fibres. Ainsi on a observé que l'eau hydro-
génée, préparée par le citoyen Paul, est très-
utile dans les maladies inflammatoires, diminue
la force et la fréquence du pouls, et calme les
irritations.

On pourroit objecter qu'en respirant du gaz
hydrogène, qui est d'une nature très-combus-
tible, le poumon des phthisiques pourroit s'é-
chauffer, et accélérer l'inflammation des tubercules.

Mais il est presque superflu de faire remarquer que le gaz hydrogène n'est inflammable
que lorsqu'il est mis en contact avec le gaz oxigène, ou avec l'air atmosphérique. Il n'y a pas
de combustion, lorsqu'une étincelle électrique
traverse trois parties de gaz hydrogène mêlé à
une partie d'air atmosphérique.

On a encore observé dans le laboratoire du
citoyen Paul, qu'en respirant le gaz hydrogène
le son de la voix diminue; cet effet est dû au
relâchement des nerfs qui servent aux mouvemens des parties destinées à cette fonction; effet
qu'on a encore reconnu dans des lieux marécageux, où le gaz hydrogène, mêlé à d'autres
substances, occasionne l'extinction de la voix,
et quelquefois les fièvres lentes nerveuses, qui
ne sont que des maladies aigues d'atonie.

On doit encore ajouter que, quoique l'hydro-

gène s'obtienne sous forme gazeuse par l'action
du calorique, il n'est cependant pas capable
de développer la chaleur animale. Cette propriété appartient exclusivement au gaz oxigène.

Outre cela, le soufre que le gaz hydrogène
emporte en dissolution est très-utile dans les
maladies de poitrine. Les médecins l'ont trouvé
un remède efficace dans l'asthme humide, dans
les catarrhes et dans la phthisie. Le gaz hydrogène sulfuré, très-fétide et très-suffoquant,
répandu dans un grand volume d'air atmosphérique et étant respiré, devient un remède utile
dans les congestions et les ulcères du poumon.
Si on le fait respirer avec une portion de gaz
acide carbonique, il diminue la force stimulante de ce dernier.

Le gaz acide carbonique, répandu dans l'air,
est généralement un agent très actif de la nature ; car il rend la végétation très-rapide, et
il excite dans le corps humain l'énergie des
nerfs.

On a démontré ces effets par des observations. Il est connu que les plantes absorbent ce
gaz et le décomposent ; et tandis qu'elles retiennent le carbone, l'air vital en est dégagé.
Il est vrai que le gaz acide carbonique sans mélange d'air atmosphérique est pernicieux à la
végétation des plantes, et détruit en peu de
tems l'activité de leurs racines, ainsi qu'on l'a
observé après la dernière éruption du Vésuve,
par les nombreuses mofettes qui firent la déso-
lation des campagnes ; mais un pareil accident
seroit même occasionné par le gaz oxigène, qui,
quoique favorisant les premiers progrès de la
germination, devient ensuite nuisible.

Le gaz acide carbonique, étant introduit dans
les poumons des poitrinaires, agit comme stimulant et anti-septique; c'est pourquoi il excite
le jeu des nerfs et des vaisseaux de cet organe,
qui en absorbe une petite portion, le répand
par tout le corps, et peut exercer son action
sur tout le systême.

Mais, afin que les gaz dont on parle puissent
être employés avec succès, il faut qu'ils soient
réunis à une certaine quantité d'eau en vapeur,
qui adoucit leur mordant et détend les fibres
du poumon. En observant tous les endroits
du cratère de Naples où les gaz se dégagent,
on trouve qu'il s'élève par-tout de l'eau en
vapeur.

On le voit d'abord dans la Grotte-du-chien,
où la vapeur s'élève avec le gaz acide carbonique : cette vapeur s'amasse et forme de l'eau;
donc on en trouve toujours sur le terrein. On
en peut boire, parce qu'elle n'est qu'une eau
acidule.

Le gaz hydrogène sulfuré qui s'élève dans
les étuves d'Agnano, est encore mêlé à de l'eau
en vapeurs.

Enfin la Solfatare, ce laboratoire naturel de
médecine pneumatique, fournit aussi une grande
quantité de vapeurs mêlées aux gaz. On en observe particulièrement à la grande fumerole, où
il y a quelques années que l'on a bâti une chambre ronde. La vapeur étant recueillie est di-
rigée dans des réservoirs; et l'on a tous les jours
plusieurs tonneaux d'eau sulfureuse.

Après avoir établi ces principes appuyés par
des observations, il n'est pas difficile de concevoir la manière que l'on a suivie pour faire

artificiellement

artificiellement un établissement de médecine
pneumatique.

La chambre des bains de vapeurs qui se trouve
dans l'établissement des citoyens Paul, Triayre
et compagnie, est destinée aussi à la respiration
des gaz. On la remplit d'abord par les procédés
ordinaires d'une quantité de vapeurs d'eau ;
ensuite le gaz acide carbonique et le gaz hydrogène sulfuré y sont introduits au moyen
d'un appareil pneumato-chimique placé dans la
pièce contigue, et duquel ces gaz, mesurés avec
beaucoup de précision, sont amenés par des
tuyaux jusque dans la chambre du bain, où
ils sont mêlés avec l'air et la vapeur de l'eau
par le moyen de l'agitation. De cette manière
le malade peut, soit en repos, soit en mouvement, respirer librement et sans fatigue les gaz,
et sans que cette disposition entraîne de ces inconvéniens auxquels on a été exposé par les
procédés employés jusqu'à ce jour, et qui ont
obligé la plupart des médecins de renoncer
à tous les avantages que la médecine pneumatique auroit pu offrir dans plusieurs maladies de poitrine.

Les médecins ne doivent employer les gaz
qu'en très-petite quantité, afin qu'ils ne produisent des irritations fort violentes sur le poumon. Les personnes pléthoriques et qui ont
souffert des hémoptysies actives, résistent difficilement à l'action du gaz acide carbonique ;
et il faut alors en diminuer la quantité. Les gaz
produisent de bons effets à des personnes qui
ont eu l'hémoptysie passive, et qui ont les vaisseaux du poumon très-foibles. Enfin la médecine pneumatique, employée avec beaucoup

K

de précaution, est encore utile dans l'hémoptysie organique, qui n'est originairement qu'une
maladie d'atonie.

Les personnes qui crachent une humeur lymphatique, ou une humeur visqueuse, n'ont ordinairement aucun ulcère au poumon. C'est à
ces malades que la respiration des gaz est très-
efficace.

Les médecins qui ont traité de la phthisie
pulmonaire, soutiennent que cette maladie est
très-souvent occasionnée par des humeurs morbifiques qui se jètent au poumon, telles que
les fleurs blanches, les règles et les lochies
supprimées, l'humeur écrouelleuse, les exan-
thèmes, le lait répandu, la gale repercutée,
le virus vénérien, etc. : mais ces distinctions
influent très-peu sur le traitement de la maladie ; car il faut toujours tâcher de fondre les
nœuds, et de faire guérir l'ulcère.

Lorsque le poumon des poitrinaires a éprouvé
de fortes lésions, et que les ulcères sont étendus
et calleux, la maladie est incurable. Les médecins ne pourront que soulager le malade par
une cure palliative.

CONCLUSION.

LE Mémoire ci-dessus présente une méthode
systématique pour le traitement des maladies, par le moyen des eaux minérales. J'ai
expliqué les effets de quatre espèces d'eaux
les plus actives et les plus en usage parmi celles
qui ont leur source dans le cratère de Naples :
et lorsque l'on connoit leurs principes et leurs

vertus, on peut employer dans des circonstances pareilles les eaux minérales des autres
pays, qui n'en diffèrent que par les proportions
des principes qu'elles contiennent, ainsi qu'on
peut s'en assurer, en en faisant la comparaison ;
en en exceptant toutefois l'eau de Pisciarelli
ou alumineuse.

J'ai fait préparer l'eau sulfureuse, dont 6,11
hectogrammes (20 onces) sont chargés d'un
quart de volume de gaz hydrogène sulfuré, et
du double volume de gaz acide carbonique.
Cette quantité d'eau contient aussi 530 milligrammes (10 grains) de carbonate de soude,
et 318, 45 milligrammes (6 grains) de carbonate de magnésie.

Les eaux minérales qui appartiennent à la
même classe, sont l'eau de Bonn et celles de
Barège, de Loueche, d'Enghien et d'Aix-la-
Chapelle.

L'eau de Bonn, à la même quantité que ci-dessus, contient du gaz hydrogène sulfuré ; 159,23
milligrammes (3 grains) de muriate de soude ;
530 milligrammes (10 grains) de carbonate de
chaux ; 53,08 milligrammes (1 grain) de sulfate de magnésie.

L'eau de Barège contient du gaz hydrogène
sulfuré ; 132,19 milligrammes (deux grains et
demi) de carbonate de soude ; 26,54 milligrammes (un demi-grain) de muriate de soude, et
une petite quantité de l'huile de Pétrole.

L'eau de Loueche ressemble à celle de Barège, avec cette seule différence qu'elle contient un tiers de plus de gaz hydrogène sulfuré.

L'eau d'Enghien contient aussi du gaz hy-

drogène sulfuré ; 17,69 milligrammes (un tiers
de grain) de muriate de soude ; 159,23 milligrammes (3 grains) de carbonate de chaux ;
212,30 milligrammes (4 grains) de sulfate de
chaux ; 17,69 milligrammes (un tiers de grain)
de carbonate de magnésie, et 106,15 milligr.
(2 grains) de sulfate de magnésie.

L'eau d'Aix-la-Chapelle contient du gaz hy-
gène sulfuré ; 424,30 milligrammes (8 grains)
de carbonate de chaux ; 0,530 milligrammes
(10 grains) de carbonate de soude ; et 477,38
milligrammes (9 grains) de muriate de soude.

Ces eaux minérales sulfureuses n'ont pas
l'avantage que l'on obtient par l'addition du gaz
acide carbonique.

J'ai parlé ensuite de l'eau de Pisciarelli ou
alumineuse. Les médecins ne peuvent pas la
remplacer par une autre eau minérale d'aucun
pays ; car les eaux salines, dont les analyses
sont connues, ne contiennent pas de sulfate
d'alumine, qui, étant réuni à une dose assez
considérable de sulfate de fer et d'acide sulfurique, forme un médicament qui a la vertu
de resserrer les fibres des vaisseaux, de faire
évacuer les humidités qui s'y trouvent, de
rendre les pores plus petits, et d'arrêter le cours
immodéré du sang et des humeurs.

Les eaux ferrugineuses de tous les pays contiennent à-peu-près la même dose de carbonate de fer. Ainsi l'eau de Spa foible en contient 26,54 milligrammes (un demi-grain) ; et
l'eau de Spa forte, le double, ainsi que je l'ai
dit ci-dessus.

Ces deux espèces d'eau contiennent aussi
212,30 milligrammes (4 grains) de magnésie ;

106,15 milligrammes (2 grains) de carbonate de soude ; 17,69 milligr. (un tiers de grain) de muriate de soude.

L'eau de Forges contient aussi un demi grain de carbonate de fer, et quelques grains de magnésie.

L'eau de Bussang contient 318,45 milligr. (6 grains) de carbonate de soude, et 26,54 milligrammes (un demi-grain) de carbonate de fer.

Mais, pourvu que l'eau ferrugineuse produise des effets marqués, il est nécessaire qu'elle contienne du gaz acide carbonique libre.

Enfin l'eau de Gurgitelli est la plus active parmi ces eaux salines qui contiennent du carbonate de soude.

L'eau de Vichy contient 106,15 milligrammes (2 grains) de carbonate de chaux ; 26,54 milligrammes (un demi-grain) de carbonate de magnésie ; 1 gramme 27,381 milligr. (24 grains) de carbonate de soude ; 318,45 milligrammes (6 grains) de sulfate de soude, et 212,30 milligrammes (4 grains) de muriate de soude.

L'eau de Seltz contient 106,15 milligrammes (2 grains) de magnésie ; 212,30 milligrammes (4 grains) de carbonate de soude ; et 1 gramme 167,26 milligrammes (22 grains) de muriate de soude. Toutes ces eaux minérales sont plus ou moins chargées de gaz acide carbonique.

Il est évident que l'eau de Gurgitelli que j'ai fait préparer, contient plus que le double de carbonate de soude que l'eau de Vichy. Si l'on n'en devoit faire usage qu'en boisson, cette dernière pourroit produire les mêmes effets que la première, en en buvant le double. Mais en

bains partiels pour des ulcères et des foiblesses
organiques, l'eau de Gurgitelli doit être plus
efficace.

Il en est de même des bains d'eau de Plombières, n'étant composée que de 159,23 milligrammes (3 grains) de sulfate de chaux,
106,15 milligrammes (2 grains) de carbonate
de chaux, et de 63,08 milligrammes (1 grain)
de sulfate de magnésie.

J'ai dit plus haut que l'eau de Gurgitelli est
très-utile dans la nephrétique calculeuse ; et
pour la rendre plus efficace, j'y fais dissoudre
du carbonate de fer. Pour remplir ce même
objet, on prépare encore une eau alkaline très-
chargée de gaz acide carbonique, qui tient en
dissolution 7 grammes 643 milligrammes (144
grains) de carbonate de potasse. Cette eau minérale est très-recommandée en Angleterre contre le gravier ; et l'on en boit deux ou trois
verres tous les matins, coupée avec du lait. On
prépare aussi une eau alkaline avec le carbonate de soude à la même dose.

Après les considérations particulières faites
sur chacune des eaux minérales, il est aisé de
déduire que l'établissement des citoyens Paul,
Triayre et compagnie, fournit des moyens efficaces contre un grand nombre de maladies,
dont plusieurs étant rebelles aux remèdes de la
pharmacie, ne peuvent guérir que par les eaux
minérales. Il y a des cas où celles-ci ne produisent pas, la guérison des malades ; mais il
n'existe aucun remède d'une efficacité absolue.
Nous en avons des exemples dans les médicamens les plus actifs. Le quinquina ne guérit
pas toujours la fièvre, ni le mercure la vérole.

Les eaux minérales n'agissent que d'une manière douce et insensible ; c'est pourquoi on doit
les employer pendant long-tems, et jusqu'à ce
que l'équilibre des forces dans les différens organes soit parfaitement rétabli ; car, lorsque
le systême des solides n'est pas tout-à-fait af-
fermi, et que l'on en discontinue l'usage, les
maladies que l'on avoit cru guéries peuvent reparoître. C'est par cette raison que les médecins
sont obligés d'envoyer leurs malades aux eaux
pendant quelques années de suite.

Un autre avantage de cet établissement est
celui de réunir dans le même lieu des eaux
qui ont des qualités différentes, et qu'il est
souvent utile d'avoir dans toutes les saisons,
pour les employer méthodiquement en boisson,
en bain et en douche de toute espèce, les chan-
ger et les modifier selon les circonstances des
maladies.

On y trouve encore des bains de vapeurs,
même partiels, et des appareils pour la respiration des gaz, qui fournissent une pharmacie
pneumatique, et qui peuvent très-bien remplacer les exhalaisons de la Solfatare. Ces gaz
ont même quelque mérite particulier, tel que
celui de les mêlanger en différentes proportions,
et de les adoucir par le moyen de l'eau en vapeur, selon les avis qui seront donnés par les
médecins.

Enfin cet établissement réunit la commodité,
l'agrément et la salubrité. L'édifice est placé en
bon air ; il contient un grand nombre d'appar-
temens destinés aux malades qui veulent y loger,
pour suivre un traitement par les eaux minérales ou par les bains de vapeurs. On y peut

prendre des bains en toute saison; et pour se préserver du froid, on a établi un poêle dans chaque cabinet, où l'air reste à une température toujours égale. On emploie les bains et les douches d'eaux minérales dans un corps-de-logis particulier, à cause de l'odeur sulfureuse qui s'en exhale. Un jardin assez spacieux, qui communique aux grands jardins de Tivoli, offre une promenade agréable.

Si la ville de Paris, la première ville de l'Europe, le siége des sciences et des arts, a été privée par la nature d'une branche de matière médicale aussi utile, on a réussi à y suppléer par le moyen de la chimie pneumatique; et c'est ainsi que les eaux minérales d'un terrein volcanique d'Italie et celles des autres pays coulent déjà aux bords de la Seine.

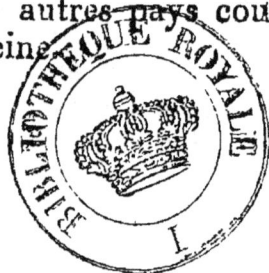

FIN.

TABLE
DES MATIERES

Contenues dans ce Mémoire.

L

RAPPORT verbal fait à la classe des Sciences mathématiques et physiques de l'Institut National des Sciences et Arts , le 26 prairial an XII, par M. DESESSARTZ ,du Mémoire de M. ATTUMONELLI , médecin, membre de la Société de Médecine de Paris , sur les eaux médicinales de Naples , préparées dans l'établissement de MM. PAUL TRIAYRE et Cᵉ., rue St.-Lazare.

PERSONNE n'ignore que Naples et ses environs sont un des pays où l'on rencontre un plus grand nombre d'eaux minérales de toute espèce. M. Attumonelli, qui a vécu plusieurs années au milieu de ces sources, qui en a suivi les effets sur les malades à qui il les avoit conseillées , et sur ceux que ses confrères et d'autres médecins d'Italie y envoyoient, a pensé que ce seroit rendre un véritable service à la France , si on parvenoit à faire jouir ses habitans des mêmes avantages qu'en retirent journellement les Italiens et même d'autres pays.

Les principes dont ces eaux sont composées et qui font leur énergie , ne permettent pas de les transporter à des distances aussi considérables que celles qui séparent Naples et Paris , avec l'espoir d'en recueillir les mêmes effets. Mais ne seroit-il pas possible d'en composer ici qui continssent les mêmes principes actifs , et eussent par conséquent la même énergie ? Pour atteindre ce but , il est nécessaire de bien connoître ces principes, leurs propriétés, les agens qui les mêlent et les tiennent unis : c'est le secret de la nature qu'il a fallu saisir ; et M. Attumonelli l'a cherché dans différentes eaux, dont au milieu du grand nombre qui sourdent à chaque pas, il a choisi les quatre principales sensiblement différentes à raison de leur constitution, de leur manière d'agir et des changemens qu'elles opèrent sur nos corps : les autres n'en sont que des imitations quelquefois même assez foibles.

Ces quatre sont 1°. l'eau sulfureuse, qui se trouve dans la ville même de Naples, et dont on fait un très-grand usage, sur-tout en été. C'est aux propriétés de cette eau, que des médecins célèbres attribuent la prérogative qu'a le peuple napolitain d'être peu sujet aux fièvres, aux maladies bilieuses, à la diarrhée et à la dyssenterie, quoique son genre de vie l'en rend très-susceptible.

2°. L'eau de Pisciarelli, qui est alumineuse. Sa source est presque au milieu de la chaîne des volcans des champs Phlégréens, nom que les anciens ont donné aux campagnes brûlées des environs des Naples.

3°. L'eau ferrugineuse, qui est très-commune, le carbonate de fer étant très-abondant dans le cratère de Naples.

4°. L'eau de Gurgitelli ou alcaline, qui contient, ainsi que notre eau de Vichy, du carbonate de soude en dissolution.

La température de ces eaux, leur saveur étoient faciles à connoître ; les yeux seuls suffisent pour déterminer ces qualités ; mais la

nature des principes qui les constituent telles
ou telles, leurs proportions respectives en quantité, le mode et l'agent de leur combinaison
avoient besoin, pour être connus, appréciés,
d'autres scrutateurs, d'autres juges ; et c'est
de la chimie seule qu'on pouvoit les atteindre,
en soumettant chacune de ces eaux à l'analyse
et en outre à la synthèse, dont les chimistes
modernes, français sur-tout, ont tracé les règles, les moyens, de manière à dévoiler la nature, à mettre ses productions sous les yeux,
et à nous faire jouir presqu'avec certitude de
ses bienfaits.

C'est ce qu'a effectué M. Attumonelli, après
avoir fait une description historique èt topogra-
phique très-intéressante des différentes sources
de ces eaux, et de la formation de quelques-
uns des cratères ; il a soumis à l'analyse chimique les quatre différentes eaux que nous
avons citées ; il en a comparé les résultats ob-
tenus plusieurs fois avec ceux qu'avoient ob-
tenus d'autres chimistes italiens. Ils ont déjà
été communiqués à la classe dans le rapport
qu'a fait au Ministre de l'Intérieur M. Lafisse,
médecin, nommé par le Gouvernement inspecteur de l'établissement formé par MM. Paul,
Triayre et compagnie, dans la rue St. Lazare,
pour la fabrication de toutes sortes d'eaux minérales médicinales.

C'est dans ce même laboratoire, que sur les
instructions de M. Attumonelli on prépare les
eaux de Naples, dont les vertus annoncées par
ce médecin ont été confirmées par des succès
dans les mêmes maladies où on les emploie
en Italie.

L 3

L'auteur trace dans son ouvrage la manière de les faire, la méthode suivant laquelle on doit les administrer, non-seulement en boisson, mais encore en bains par immersion, bains de vapeurs; il propose aussi de plonger certains malades qu'il désigne dans des bains de sable, à l'imitation de ceux que l'on rencontre dans l'île d'Ischia.

Le dernier article de son Mémoire a pour objet les gaz des volcans. J'en donnerai une idée succinte, après avoir observé que l'ouvrage de M. Attumonelli n'est point une liste sèche et aride de la nomenclature des maladies contre lesquelles une longue expérience a appris que l'on pouvoit employer ces différentes eaux; mais il l'a enrichi de réflexions sages et lumineuses sur chacune de ces maladies, en en donnant une idée précise, ainsi que des cas et des circonstances où l'on doit s'abstenir de ces eaux, ou en attendre un salutaire effet. Ces dissertations pathologiques et pratiques se trouvent naturellement placées à la fin de chaque article, qui traite de chaque eau différente, même de celui qui traite des bains de vapeurs.

Dans l'article où il s'occupe des gaz des volcans, il rappelle les différentes tentatives faites pour tirer un parti avantageux des gaz en faveur des personnes menacées ou affectées de phthisie gutturale, trachéale et même pulmonaire. Les gaz que l'on a présentés à la respiration des malades sont d'abord l'oxigène, ensuite le gaz acide carbonique, le gaz azote, le gaz hydrogène et même le gaz hydrogène carboné. Les expériences multipliées de Beddoes, de Wats, d'Ewart, de Girtanner, de Fritz et d'autres médecins très-estimés, n'ont offerf aucune guérison constante ; au contraire plu-sieurs de ces gaz ont été funestes aux malades.

Pour déterminer la cause de l'inutilité ou du danger de ces pratiques, notre médecin observe ce qui se passe au cratère de Naples, dont l'air a été de tout tems utile aux phthisiques. On a bâti à la Torre, à peu de distance du Vésuve, un hospice où l'on envoie des malades affectés d'obstruction, d'hydropisie ou d'autres maladies d'atonie. Les médecins de Naples ont trouvé plus commode le séjour des poitrinaires à Pozzuoli, pour leur faire respirer l'air de la Solfatare, et ils les font promener dans l'entonnoir de ce volcan.

Or, les exhalaisons qui s'élèvent de ce volcan, et que les malades respirent, ne sont que du gaz hydrogène sulfuré et du gaz acide carbonique. D'abord le premier tempère l'action stimulante du second ; mais de plus ces deux gaz réunis sont suspendus et délayés dans une grande quantité d'eau en vapeur, qui leur donne une modération d'action telle qu'ils n'affectent point trop vivement le poumon. Ce ne peut être, dit M. Attumonelli, que dans cette proportion tempérée de leurs principes que les gaz seront utiles. Or, c'est cette proportion qu'il a fixée dans les bains de vapeurs que l'on trouve à Tivoli.

Je ne répéterai point les éloges mérités que l'on a donnés dans le rapport fait à la classe par nos collègues Portal, Pelletan, Fourcroy, Chaptal et Vauquelin sur l'établissement de MM. Paul, Triayre et compagnie, qui s'enri-richit et se perfectionne chaque jour par le zèle, les lumières de ses auteurs, et par les conseils des chimistes et des médecins de cette capitale, et où, suivant l'expression de M. Attumonelli, on voit les eaux minérales d'un terrein volcanique d'Italie et celles des autres pays couler abondamment aux bords de la Seine.

Il est vrai qu'à l'exception de l'eau de Pisciarelli, qui est alumineuse, nous avons en France des eaux qui sont douées des mêmes principes que les trois autres eaux de Naples; mais ces principes n'y sont ni dans la même abondance, ni dans la même proportion que dans les eaux factices de Tivoli. Notre auteur l'a prouvé par un tableau comparatif de toutes ces eaux naturelles et factices qui sont le mieux connues, et dont les médecins font le plus fréquemment usage.

Ce Mémoire de M. Attumonelli, dont la concision n'est pas le moindre mérite, instructif pour les médecins, utile aux malades, est digne de l'accueil de la classe.

DESESSARTZ.

SOCIÉTÉ DE MÉDECINE.

Extrait du Rapport sur un Ouvrage intitulé :
*Mémoire sur les Eaux minérales de Naples,
et sur les Bains de vapeurs, préparées à
Paris dans l'établissement des citoyens* N.
Paul, Triayre *et Compagnie ; par* Attu-
monelli.

———

La Société nous ayant chargés de lui rendre
compte de cet ouvrage, nous allons faire connoître le plan et la marche de l'auteur.

Dans l'introduction, il donne d'abord une
idée générale des eaux minérales du cratère de
Naples ; il parle ensuite de l'efficacité des eaux
minérales factices, qui peuvent suppléer aux
eaux minérales naturelles, et même les surpasser ; enfin il établit que son but dans ce Mémoire n'étant principalement que celui d'exposer
un système de doctrine pour le traitement de
plusieurs maladies, il réduit les eaux minérales
à quatre espèces principales, savoir, les sulfureuses, les alumineuses, les ferrugineuses et les
alcalines.

Le citoyen Attumonelli divise son Mémoire
en sept articles, qui comprennent plusieurs
sous-divisions. Il parle 1°. de l'eau sulfureuse ;
2°. de l'eau de Pisciarelli ou alumineuse ; 3°. de

l'eau ferrugineuse ; 4°. de l'eau de Gurgitelli ou
alcaline ; 5°. des bains d'eaux minérales ; 6°. des
bains de vapeurs ; 7°. des gaz des volcans.

I. Après avoir expliqué la manière de préparer l'eau sulfureuse, il fait voir son usage dans
les âcretés des humeurs et dans les affections
scorbutiques, en indiquant comparativement les
différentes méthodes employées dans leur traitement. C'est particulièrement à la présence du
gaz acide carbonique que l'auteur attribue les
bons effets de l'eau sulfureuse dans les altérations de la bile et dans la jaunisse.

L'article est terminé par une dissertation sur la
gonorrhée, pour laquelle il conseille d'abord
l'eau sulfureuse, et après quelque tems l'eau de
Pisciarelli.

II. Il fait une courte description de la chaîne
des volcans des champs Phlégréens, et de leurs
principaux phénomènes : il fait mention du lac
d'Agnano, de la Solfatare, de Monte-nuovo, du
lac d'Averne, et des exhalaisons de la Grotte du
chien ; cette description est nécessaire pour répandre un grand jour sur différens objets dont il
doit parler, et sert en même tems à faire connoître l'origine et la nature des principes de l'eau
de Pisciarelli.

Il prouve son utilité pour terminer le traitement de la gonorrhée, qu'il commence, comme
nous l'avons dit plus haut, par l'eau sulfureuse.

L'auteur recommande fortement l'usage de
l'eau de Pisciarelli dans les fleurs blanches. Il
combat en même tems les préjugés qui ont régné
sur la nature et les causes de cette maladie, qui

provient toujours d'une foiblesse des vaisseaux
de la matrice ; et il indique les cas où l'on doit
faire usage de cette eau en boisson et en injection.

Il entreprend ensuite l'examen du diabète,
qu'il attribue à l'atonie des nerfs, et au relâchement des vaisseaux des reins ; il parle des différens remèdes employés dans cette maladie, et
fait voir que l'eau de Pisciarelli peut leur être
substituée avec avantage, à raison de l'activité
de ses principes.

Il passe ensuite à l'examen des hémorrhagies,
fait l'histoire de ces maladies, et décrit en médecin très-instruit les causes qui les produisent,
et les symptômes qui les accompagnent.

Ce second article est terminé par l'examen
de l'usage de l'eau de Pisciarelli dans les maladies de la peau, telles que les affections dartreuses et la gale.

III. L'eau ferrugineuse, qui fait l'objet de ce
troisième article, est employée dans les foiblesses
d'estomac, dans les obstructions des viscères et
dans les écrouelles.

Suivent ensuite des réflexions sur la nature et
les causes des obstructions, et sur les bons effets
de l'eau ferrugineuse dans la chlorôse : il examine encore quelles sont les circonstances où
cette eau peut être utile dans l'asthme et dans
l'hydropisie.

IV. Cet article est consacré à expliquer les
différens usages de l'eau de Gurgitelli, qui a sa
source dans l'isle d'Ischia.

Le citoyen Attumonelli, après s'être occupé

de la cause des calculs des reins , et des principes de ces concrétions , fait des recherches importantes sur les moyens de les dissoudre , et sur
les précautions à prendre pour en éviter le retour , au nombre desquelles il place l'addition
du carbonate de fer dans l'eau de Gurgitelli.

Il examine ensuite les propriétés de cette eau
minérale dans les différens ulcères , tant externes
qu'internes , dans l'étisie mésentérique , et enfin
dans quelques maladies chirurgicales , telles que
les ulcères invétérés , les caries , les foiblesses
organiques , et les différentes espèces de prolap-
sus. Le succès de ce remède dans ces derniers
cas rend cet article un des plus intéressans du
Mémoire.

V. L'auteur parle ici des bains d'eaux minérales , et s'arrête particulièrement sur leur usage
dans plusieurs maladies d'atonie sur lesquelles
les bains d'eau de Gurgitelli ont souvent produit des effets merveilleux : il avoue cependant
qu'on peut traiter ces mêmes maladies par les
bains d'eaux minérales des autres pays , telles
que ceux de Plombières , Barèges , etc. , qui
ne diffèrent que par leur plus ou moins d'activité. C'est au médecin à choisir celles qui lui
paroissent le mieux assorties aux circonstances
et à la force de ces maladies.

L'auteur indique ensuite l'emploi des bains
d'eaux minérales dans le rhumatisme chronique et dans la sciatique. Il considère ensuite
leur utilité dans les paralysies , et il pense que
ces maladies proviennent d'une diminution de
l'énergie du cerveau et des nerfs.

Il recommande encore l'usage des bains

d'eaux minérales dans plusieurs maladies spasmodiques, et même dans l'épilepsie non organique.

Il parle enfin des vices de la matrice, qui sont
des obstacles à la conception, et ne conseille les
bains que lorsqu'ils proviennent de l'affoiblissement de l'utérus, du relâchement ou de l'engorgement de ses vaisseaux.

VI. Cet article parle des bains de vapeurs,
dont on trouve plusieurs dans le cratère de
Naples. Les étuves d'Agnano sont des bains de
vapeurs composés ; mais les bains de Néron à
Baïes, et ceux de l'isle d'Ischia sont simples.
Le citoyen Attumonelli considère leur usage
dans les maladies catharrales invétérées, dans
les douleurs provenant d'un virus vénérien,
et particulièrement dans la goutte.

Les sables chauds de l'isle d'Ischia, dont parle
ici l'auteur, doivent leur température à l'écoulement des eaux thermales que la pente du terrein
amène jusqu'au bord de la mer. Cette espèce
de bains est une ressource utile dans les rhumatismes où il y a un épaississement considérable
d'humeurs, et dans les paralysies.

VII. Le dernier article du Mémoire est une
dissertation sur l'usage des gaz des volcans,
particulièrement dans quelques maladies chroniques de poitrine. L'auteur présente d'abord
un précis historique des différens gaz que l'on a
employés dans le traitement de la phthisie pulmonaire ; et parle des résultats souvent funestes
de ces expériences qui ont fait abandonner la
médecine pneumatique, quoiqu'ils ne soient dus,
selon lui, qu'à la gêne des poumons dans le mode

de respiration adopté jusqu'à ce jour, et à l'irritation qui en est la suite.

A l'appui de cette opinion, le citoyen Attumonelli parle en détail des exhalaisons de la solfatare, qui contiennent du gaz hydrogène sulfuré et de l'acide carbonique, et que l'on fait respirer avec le plus grand succès aux poitrinaires, lorsque les poumons n'ont pas encore éprouvé de fortes lésions, qu'ils n'ont que des ulcères superficiels, ou que les malades ne crachent que des humeurs lymphatiques et visqueuses. Pour obtenir les mêmes avantages, l'auteur fait pénétrer dans une chambre des doses exactes de gaz hydrogène sulfuré et d'acide carbonique, recueillis à l'appareil pneumato-chimique; il y introduit ensuite de l'eau en vapeur, dont le mélange en adoucissant ces gaz permet au malade d'y respirer sans crainte. Cette disposition présente encore l'avantage de pouvoir proportionner à volonté la quantité respective de chacun de ces gaz, suivant les différentes circonstances de la maladie.

Il détermine enfin les cas où les poitrinaires doivent faire usage de l'eau de Gurgitelli et de celle de Pisciarelli.

Nous nous sommes abstenus de suivre l'auteur dans tous les développemens sur l'emploi des eaux minérales dans les maladies dont il parle ; il auroit fallu copier l'ouvrage en entier pour ne rien diminuer de l'intérêt qu'il a su y répandre comme physicien, comme chimiste, et comme médecin. Cet ouvrage présente la réunion d'une théorie et d'une pratique également éclairées; chaque maladie ainsi que son traitement sont accompagnés de réflexions dont la lecture, et non un extrait, fera sentir tout le mérite.

D'après ces considérations, nous estimons que le Mémoire du citoyen Attumonelli, sur les eaux minérales de Naples et leur usage dans différentes maladies, peut servir à éclairer les praticiens sur l'emploi des eaux minérales des autres pays, qui, quoique moins actives, appartiennent cependant aux mêmes espèces ; que l'eau sulfureuse à double gaz étant plus active que la simple doit avoir aussi un plus grand degré d'efficacité ; que l'eau de Pisciarelli, inconnue en France jusqu'à présent, et qui paroît exclusive à Naples par la nature de ses principes, intéresse beaucoup la pratique médicale ; que l'eau de Gurgitelli, quoique se rapprochant de plusieurs eaux minérales de France, doit leur être souvent préférée, à raison de l'abondance de ses principes ; et qu'enfin ces eaux minérales, préparées sous les yeux de l'auteur dans le superbe laboratoire des citoyens N. Paul, Triayre et compagnie, offrent de même que leurs bains de vapeurs, et leur appareil pour la respiration des gaz, des ressources importantes à la matière médicale. Nous croyons en conséquence que cet ouvrage peut être fort utile, et mérite de paroître avec l'approbation de la Société.

DELUNEL, LAFISSE, PELLETIER, FOURCY.

Extrait des registres de la Société de Médecine.

La Société de Médecine, après avoir entendu le rapport des citoyens Delunel, Fourcy, Lafisse et Pelletier, sur l'ouvrage du citoyen Attumonelli, adopte les conclusions de ce rapport ; arrête qu'il sera inséré dans le *Recueil Périodique*, et qu'il en sera délivré copie au citoyen Attumonelli.

Signé, Desessartz, *président* ; Lafisse, *secrétaire-général* ; Bodin, *secrétaire*.

Je soussigné, secrétaire-général de la Société de Médecine de Paris, certifie que cet extrait du rapport, fait à la Société, le 2 prairial an 9, par MM. Delunel, Fourcy, Lafisse et Pelletier, est parfaitement exact.

A Paris, le 24 prairial an 12.

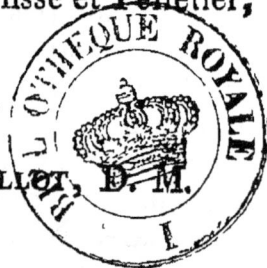

Sédillot, D. M.